高职高专医药院校护理类专业书证融通系列教材

数字案例版

▶ 供护理、助产等专业使用

社区护理

（数字案例版）

U0278687

主　编　泮昱钦　朱　红　齐玉梅

副主编　王　燕　张小琴　柴喜春

编　者　（以姓氏笔画为序）

王　燕　泰州职业技术学院

王海芳　临汾职业技术学院

叶　静　聊城职业技术学院

朱　红　山西同文职业技术学院

刘朝露　荆楚理工学院

齐玉梅　荆楚理工学院

张小琴　清远职业技术学院

陈　静　海军军医大学

周彩琴　山西同文职业技术学院

泮昱钦　金华职业技术学院

柴喜春　渭南职业技术学院

瞿　文　上海市杨浦区平凉社区卫生服务中心

华中科技大学出版社

http://www.hustp.com

中国·武汉

内 容 简 介

　　本书是高职高专医药院校护理类专业书证融通系列教材（数字案例版）。本书采用项目和任务的形式编写，内容编排上考虑社区护理独特的知识和技能结构，先认识社区，随后引入社区护理基本技术和方法，而后聚焦社区各类人群的护理，最后纳入社区疾病的预防和控制。本书共分 5 个项目 18 个任务。

　　本书可供高职高专护理类专业使用。

图书在版编目(CIP)数据

社区护理:数字案例版/泮昱钦,朱红,齐玉梅主编.—武汉:华中科技大学出版社,2020.6(2024.8重印)
高职高专医药院校护理类专业书证融通系列教材:数字案例版
ISBN 978-7-5680-6189-6

Ⅰ.①社…　Ⅱ.①泮…　②朱…　③齐…　Ⅲ.①社区-护理学-高等职业教育-教材　Ⅳ.①R473.2

中国版本图书馆 CIP 数据核字(2020)第 089441 号

社区护理（数字案例版）　　　　　　　　　　　　　　　　　　泮昱钦　朱　红　齐玉梅　主编
Shequ Huli(Shuzi Anliban)

策划编辑：蔡秀芳
责任编辑：孙基寿
封面设计：原色设计
责任校对：阮　敏
责任监印：周治超
出版发行：华中科技大学出版社（中国·武汉）　　　电话：(027)81321913
　　　　　武汉市东湖新技术开发区华工科技园　　　邮编：430223
录　　排：华中科技大学惠友文印中心
印　　刷：武汉市籍缘印刷厂
开　　本：880mm×1230mm　1/16
印　　张：10
字　　数：287 千字
版　　次：2024 年 8 月第 1 版第 7 次印刷
定　　价：39.80 元

高职高专医药院校护理类专业书证融通系列教材（数字案例版）

编委会

网络增值服务使用说明

欢迎使用华中科技大学出版社医学资源网yixue.hustp.com

1.教师使用流程

（1）登录网址：<u>http://yixue.hustp.com</u>（注册时请选择教师用户）

（2）审核通过后，您可以在网站使用以下功能：

管理学生

建立课程　　　　　　　　布置作业

下载教学　　　　　教师　　　查询学生学习
资源　　　　　　　　　　　　记录等

2.学员使用流程

建议学员在PC端完成注册、登录、完善个人信息的操作。

（1）PC端学员操作步骤

①登录网址：<u>http://yixue.hustp.com</u>（注册时请选择普通用户）

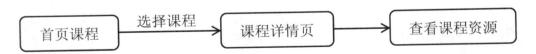

② 查看课程资源

如有学习码，请在个人中心-学习码验证中先验证，再进行操作。

| 首页课程 | 选择课程 | 课程详情页 | | 查看课程资源 |

（2）手机端扫码操作步骤

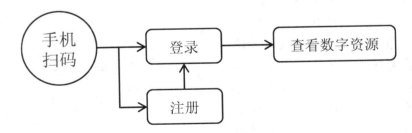

总 序

Introduction

2019 年国务院正式印发《国家职业教育改革实施方案》（下文简称《方案》），对职业教育改革提出了全方位设想。《方案》明确指出，职业教育与普通教育是两种不同教育类型，具有同等重要地位，要将职业教育摆在教育改革创新和经济社会发展中更加突出的位置。职业教育的重要性被提高到了"没有职业教育现代化就没有教育现代化"的地位，作为高等职业教育重要组成部分的高等卫生职业教育，同样受到关注。

高等卫生职业教育既具有职业教育的普遍特性，又具有医学教育的特殊性。其中，护理专业的专科人才培养要求以职业技能的培养为根本，以促进就业和适应产业发展需求为导向，与护士执业资格考试紧密结合，突出职业教育的特色，着力培养高素质复合型技术技能人才，力求满足学科、教学和社会三方面的需求。

为了进一步贯彻落实文件精神，适应护理专业高职教育改革发展的需要，满足"健康中国"对高素质复合型技术技能人才培养的需求，充分发挥教材建设在提高人才培养质量中的基础性作用。经调研后，在全国卫生职业教育教学指导委员会专家和部分高职高专示范院校领导的指导下，华中科技大学出版社组织了全国近 50 所高职高专医药院校的 200 多位老师编写了这套高职高专医药院校护理类专业书证融通系列教材（数字案例版）。

本套教材强调以就业为导向、以能力为本位、以岗位需求为标准的原则。按照人才培养目标，遵循"三基"（基本理论、基本知识、基本技能）、"五性"（思想性、科学性、先进性、启发性、适应性）、"三特定"（特定目标、特定对象、特定限制）的编写原则，充分反映各院校的教学改革成果和研究成果，教材编写体系和内容均有所创新，在编写过程中重点突出以下特点。

（1）紧跟教改，接轨"1＋X"制度。紧跟高等卫生职业教育的改革步伐，引领职业教育教材发展趋势，注重体现"学历证书＋若干职业技能等级证书"制度（即"1＋X 证书"制度），提升学生的就业竞争力。

（2）坚持知行合一、工学结合。教材融传授知识、培养能力、提高技能、提高素质为一体，注重职业教育人才德能并重、知行合一和崇高职业精神的培养。

（3）创新模式，提高效用。教材大量应用问题导入、案例教学、探究教学等编写理念,将"案例"作为基础与临床课程改革的逻辑起点,引导课程内容的优化与传授,适应当下短学制医学生的学习特点,提高教材的趣味性、可读性、简约性。

(4)纸质数字,融合发展。教材对接科技发展趋势和市场需求,将新的教学技术融入教材建设中,开发多媒体教材、数字教材等新媒体教材形式,推进教材的数字化建设。

(5)紧扣大纲,直通护考。紧扣教育部制定的高等卫生职业教育教学大纲和最新护士执业资格考试要求,随章节配套习题,全面覆盖知识点和考点,有效提高护士执业资格考试通过率。

本套教材得到了专家和领导的大力支持与高度关注,我们衷心希望这套教材能在相关课程的教学中发挥积极作用,并得到读者的青睐。我们也相信这套教材在使用过程中,通过教学实践的检验和实际问题的解决,能不断得到改进、完善和提高。

高职高专医药院校护理类专业书证融通系列教材
(数字案例版)编写委员会

Preface | 前 言

　　我国经济快速发展，人们生活水平稳步提高，健康保健意识日益增强。同时，我国人口快速老龄化，出生率低，二胎政策出台，以及社会生活型态发生巨变，使得拓展社区卫生服务范围并提高社区卫生服务水平成为我国卫生体制改革的重要方向。为适应我国护理教育改革和发展的需要，满足社区护理实用型人才培养的迫切需求，我们编写了本书。

　　本书立足高职高专层次，适用于医学护理专业学生及社区护理服务工作者。内容来源于社区护理理论和实践，由从事社区护理教学的专业老师共同编写。本书的设计理念是以社区人群的健康为中心，以社区护理案例为引导，基于社区护理的工作过程和方法提出问题，以启发学生思考和解决问题。

　　本书采用项目和任务的形式编写，内容编排上考虑社区护理独特的知识和技能结构。先认识社区，随后引入社区护理基本技术和方法，而后聚焦社区各类人群的护理，最后纳入社区疾病的预防和控制。本书共分为 5 个项目，18 个任务。本书重在培养学生对社区护理工作领域的全面认识，重视收集资料、分析问题和解决问题，具备处理社区各类人群健康问题的能力。我们在每一任务中还特地设置了知识链接、要点小结、能力测试以方便学生学习，提高学生社区护理的综合实务能力。

　　本书力求突出社区护理专科内容的完整性和实用性，本书是社区护理教学和实践的重要参考资料。编写工作得到了参编院校领导的大力支持。同时华中科技大学出版社编辑也给本书的顺利出版提供了宝贵的指导和帮助，在此一并表示感谢。由于编者水平有限和时间仓促，书中难免存在不足或错误，恳请专家和读者批评指正，谢谢！

编　者

目 录

MULU

项目一　认识社区护理

任务一　认识社区　　　　　　　　　　　　　　　　　　/1
任务二　认识社区卫生服务　　　　　　　　　　　　　　/4
任务三　认识社区护理　　　　　　　　　　　　　　　　/7
任务四　认识社区护士　　　　　　　　　　　　　　　　/11

项目二　初步掌握社区护理基本技术和方法

任务一　学会收集、整理和应用相关社区资料　　　　　/15
任务二　学会建立社区居民健康档案　　　　　　　　　/23
任务三　能进行家庭访视和护理　　　　　　　　　　　/27
任务四　学会组织开展社区活动　　　　　　　　　　　/35
任务五　能配合健康普查、进行健康教育　　　　　　　/39
任务六　能进行社区流行病学调查　　　　　　　　　　/47

项目三　能够对社区特殊群体健康进行管理和护理

任务一　具备女性健康管理和保健指导能力　　　　　　/53
任务二　具备儿童健康管理和保健指导能力　　　　　　/61
任务三　具备社区老年人健康评估与管理能力　　　　　/73

项目四　能够胜任社区常见慢性病的管理和护理

任务一　能完成一般慢性病的社区管理和患者的居家护理　/83
任务二　能完成社区老年慢性病管理和患者的居家护理　/93
任务三　能完成社区临终患者的护理　　　　　　　　　/107

项目五　如何做好社区疾病预防与控制

任务一　认识社区环境与健康的关系　　　　　　　　　/115
任务二　能配合完成社区疾病监测工作　　　　　　　　/121

附录　　　　　　　　　　　　　　　　　　　　　　/128

项目一　认识社区护理

项目导言

我们每个人所居住和生活的特定环境就是社区。我们自出生起就在社区中生活、交往、成长,并在社区里获得归属、认同和满足。这种归属和认同逐渐成为社区人们共同的心理和行为特征,形成社区特有的文化,凝聚全体社区居民,让居民们在社区中生活得越来越融洽。因此,社区对我们每个人都具有独特而重要的意义,社区与我们的健康息息相关。社区护理是护理学的重要分支,是护理工作内容在社区人群的延伸,是护理服务范围扩大到人群的体现。社区维护人群健康的重要作用已被社会关注。

任务一　认识社区

能力目标

1. 能说出社区的概念、构成要素和功能。
2. 能深刻认识社区对每个人生活和成长的意义,以及社区对人们健康的影响。
3. 能以示意图加文字的形式写出社区考察报告。

 案例引导

小陈夫妻俩毕业后共同创业 10 余年,成立了一家居家装饰公司,最近三年业务量不错,盈利也逐年增加。小陈一家之前一直租房住,打算今年购房。夫妻俩育有一子,5 岁,患"自闭症",由小陈母亲在这里帮忙照看。而小陈 66 岁的父亲则因患慢性支气管炎多年,活动后常有胸闷气喘,劳动力受限,独自在老家生活。小陈打算购新房后把父亲接过来一起住。今天小陈带儿子来社区卫生服务中心,与您谈起购房计划,想听一听您的建议。

请问:

1. 购房应看小区还是看社区?
2. 像小陈这样的家庭,您作为社区护士应建议他购房时首先考虑什么?

PPT
1-1

微课 1

案例答案
1-1-1

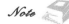
Note

一、什么是社区

(一) 概念

"社区"一词在不同领域有不同的认识和定义。中外社会学家对社区的定义有140种之多,如德国学者托尼斯认为,社区是以家庭为基础的历史共同体,是血缘共同体和地缘共同体的结合。学者戈派格认为,社区是以地域为基础的实体,由正式和非正式组织、机构或群体等社会系统组成,彼此依赖,行使社会功能,以满足社区内各类人群的需要。我国著名社会学家费孝通认为,社区是若干社会群体(家庭、氏族)或社会组织机构(机关、团体)聚集在某一地域里所形成的一个生活上相互关联的大集体。

社区的划分往往因需要、文化、特征的不同而弹性界定,所以社区的定义并不是绝对的。但一般而言,"社"是指相互有联系、有某些共同特征的人群,"区"是指一定的地域范围。所以,社区就是相互有联系、有某些共同特征的人群共同居住的一定的区域,是重要的社会系统。在共同居住的区域中,人们通过共同生活、共同劳动而相互熟悉,形成共同的社区意识,即人们对所在社区的认同感、归属感和参与感。在小型居住社区里,人们还会形成相互帮助、相互照应的亲密情感联系。

(二) 构成要素

我国社区因地域、文化不同可以分为城市社区和农村社区。城市社区由居民区居住地和不同街道进行划分,以办事处和居委会为基本管理单位;农村社区由村民居住地和不同村镇进行划分,以乡镇和村委会为基本管理单位。无论是城市社区还是农村社区都具备以下五个要素。

1. 一定数量的人口　社区是一种特殊的人类群体,必须由一定数量的人口构成。人是社区的第一要素。构成社区人口数量、结构和素质的不同,将极大地影响社区的具体类型与特点。一个社区人口数量的多少并没有一致要求,但WHO认为,一个有代表性的社区,人口数一般在10万~30万人之间,而我国则将一个典型社区的人口数量界定在3万~10万。

2. 一定的地域和空间　构成特定地域社区的,是它所处的地域范围和地域基础,这是社区存在和发展的自然条件。这个地域的自然地理和其他状况、位置、特点,对整个社区有着重要的影响,也是分析一个具体社区时需要重视的地方。一个社区地域和空间的大小,并无一致或绝对的要求和标准,我国一般是以医疗保健、市政建设、社会福利设施等布局进行划分的,而WHO提出社区的面积为0.5万~5万平方千米。

3. 一定的共享设施　社区常常拥有一些基本的共同文化、商业、生活设施,以满足人们共同生活的物质和精神需要,同时美化社区环境,促进居民健康。在这个意义上,社区既是区别于正规工作场所的日常生活空间,它必须有供社区成员共用的生活设施,如幼儿园、学校、医疗机构、商业网点、娱乐场所、交通、通信等。而这种设施的条件和状况,也是反映一个国家、一个社会基本的社会福利和人民生活环境的指标。

4. 一定的文化和交往　只有相当数量的人,并不必然意味着就已经组成了一个社区。因为社区不仅仅是一群人的集合,而且还是一个"社会生活共同体",有共同认可的文化特征,有相应的归属感和认同感,人与人之间在一定文化的引导下,形成比较密切的相互交往和社会互动,且彼此支持和影响,才可构成真正的社区。社区文化对形成和提升社区的内聚力和制约力具有重要作用。

5. 一定的组织和制度　社区要正常而有效地运行,必须具有相应的组织结构、行为规范和道德规范,这些都是构成"大集体"的必要条件。每个社区都要有相对独立的组织机构来管理社区的公共事物,调解人际间各种纠纷,维护社区共同利益,保障社区功能正常运行。我国社区的基层管理机构为居委和派出所,管理户籍、治安、环境卫生等,并通过居民公约等形式规范和约束人们的日常行为。

二、社区类型和功能

（一）社区类型

社区类型依据研究角度不同,其分型方法也有所不同。常用的社区分型有两种。

（1）按地域划分　这是传统的社区划分方法,主要根据地域条件或特征进行比较后划分。比如农村社区、集镇社区、城乡联合社区或城市社区等。

（2）按功能划分　这种划分方法消除了时空的限制,主要根据社区的功能特征来划分。社区人群因某些共同的兴趣、爱好、目标或者关注的问题而在特定的时间聚集或者在网络群中共享,比如旅游社区、学会、文化社区或糖尿病社区等。

（二）社区功能

从社会学的角度分析,社区具有很多功能。但在社区诸多功能中,与社区卫生服务密切相关的功能主要包括空间功能、联结功能、社会化功能、控制功能、传播功能和援助功能。

1. 空间功能　社区为人们的生存和发展提供了空间。没有这个空间,人们就无法生存、繁衍,更无法发展。因此,空间功能是社区最基本、最主要的功能之一。

2. 联结功能　社区在为人们提供空间的基础上,将具有不同文化背景、生活方式、人生观和价值观的个人、家庭、团体聚集在一起,提供彼此沟通、交流的机会,提倡共同参与社区活动、相互援助,从而将居民密切联结起来,构成一个小社会。

3. 社会化功能　社区不仅将具有不同文化背景、生活方式的居民联结在一起,还通过不断的社会化过程,相互影响,逐步形成社区的风土人情、人生观和价值观。

4. 控制功能　社区通过各种规章制度、道德规范有效地维持社区的秩序,保护社区居民的安全。

5. 传播功能　社区因拥有密集的人口,从而成为文化源、知识源、技术源、信息源,为传播提供了条件。各种信息在社区内外,以各种方式迅速传播、辐射,为人们及社区本身的发展创造了基础。

6. 援助功能　社区对妇女、儿童、老年人等特殊人群及处于疾病或经济困难中的弱势群体,能提供帮助和支援。

📖 要点小结

通过本任务的学习,护生应该了解社区的基本概念和类型,熟悉社区的构成要素和功能,并能对社区及社区工作的重要性有个整体的认识。通过见习,能认识社区,并说出社区对一个人生活和成长的重要性。

🏥 参考文献

[1]　李春玉,姜丽萍.社区护理学[M].4版.北京:人民卫生出版社,2017.

[2]　泮昱钦,盛胜航.社区护理实习导学[M].北京:人民卫生出版社,2017.

（朱　红）

知识链接
1-1-1

知识链接
1-1-2

能力测试
1-1

Note

PPT
1-2

案例答案
1-2-1

任务二 认识社区卫生服务

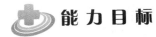 能力目标

1. 能说出社区卫生服务的概念、任务和模式。
2. 能学会适应不断发展的社区卫生服务模式,储备相应的社区护理专业能力。
3. 能初步调研医疗卫生保障体系和社区卫生服务模式,并写出调研报告。

 案例引导

　　黄强,46岁,单身,居住在某小型城市安华社区青春小区,户籍属于城镇居民。前两年在农村承包了一片山,种植水果。空闲之余也常去捕鱼卖鱼,贴补家用。近半年他因常感疲劳而就医,经社区卫生服务中心初次转诊,被市区某三甲医院诊断为"尿毒症",需要接受血液透析治疗。

　　请问:在我国目前的医疗卫生保障体系下,黄强可享受到哪种医疗保险和医疗救助?他可通过哪种医疗卫生服务模式获得必需的卫生服务?

一、了解社区卫生服务

(一) 社区卫生服务的概念

　　社区卫生服务是社区建设的重要组成部分,是在政府领导、社区参与、上级卫生机构指导下,以基层卫生机构为主体、全科医师为骨干,合理使用社区资源和适宜技术,以人的健康为中心、家庭为单位、社区为范围、需求为导向,以妇女、儿童、老年人、慢性病患者、残疾人、贫困居民等为服务重点,以解决社区主要卫生问题、满足基本卫生服务需求为目的,融预防、医疗、保健、康复、健康教育、计划生育技术服务功能等为一体的,有效、经济、方便、综合、连续的基层卫生服务。社区卫生服务又称为社区健康服务。

(二) 社区卫生服务的原则

　　1. 坚持为人民服务的宗旨。依据社区人群的需求,正确处理社会效益和经济效益的关系,把社会效益放在首位。

　　2. 坚持政府领导,部门协同,社会参与,多方筹资,公有制为主导。

　　3. 坚持预防为主,综合服务,健康促进。

　　4. 坚持以区域卫生规划为指导。引进竞争机制,合理配置和充分利用现有卫生资源;努力提高卫生服务的可及性,做到低成本、广覆盖、高效益,方便群众。

　　5. 坚持社区卫生服务与社区发展相结合。保证社区卫生服务可持续发展。

　　6. 坚持实事求是。积极稳妥,循序渐进,因地制宜,分类指导,以点带面,逐步完善。

(三) 社区卫生服务的设置

1. 审批　设置社区卫生服务机构,应由地市级政府卫生行政部门审批。

2. 结构　社区卫生服务机构以社区卫生服务中心为主体,即一般以街道办事处或居委会所辖范围设置,服务人口 3 万～10 万。社区卫生服务中心下设数个社区卫生服务站,对中心难以覆盖的区域,也以社区卫生服务站作为补充。

3. 配置

(1) 社区卫生服务机构业务用房、床位、基本设备、常用药品和急救药品应根据社区卫生服务的功能、居民需求配置;卫生人力应按适宜比例配置。

(2) 基本设施业务用房使用面积不应少于 60 平方米,至少设诊断室、治疗室与预防保健室,有健康教育宣传栏等设施。

4. 机制　社区卫生服务机构的建设,要坚持社区参与原则,运行应引入竞争机制;管理制度参照《城市社区卫生服务中心设置指导标准》。

5. 命名　社区卫生服务中心命名:区名＋所在街道名＋识别名(可选)＋社区卫生服务中心;社区卫生服务站命名:所在街道名＋所在居民小区名＋社区卫生服务站。

6. 人员

(1) 从事社区卫生服务的专业技术人员须具备法定执业资格。

(2) 医护人员在上岗前须接受全科医学及社区护理等知识培训。

(3) 根据功能、任务及服务人口需求,配备适宜类别、层次和数量的卫生技术人员。辖区人口每万人至少配备 2 名全科医师。

(四) 社区卫生服务的任务

1. 开展社区卫生状况调查,协助社区管理部门实施健康促进。

2. 开展免疫接种、传染病的预防与控制工作。

3. 开展一般常见病、多发病诊疗及诊断明确的慢性病的规范化管理工作。

4. 提供院外急救服务;提供双向转诊服务;提供康复服务。

5. 提供家庭出诊、家庭护理、家庭病床等家庭卫生保健服务。

6. 提供妇女、儿童、老年人、慢性病患者、残疾人等重点人群的保健服务。

7. 开展健康教育与心理卫生咨询工作。

8. 提供计划生育咨询、宣传服务;提供个人与家庭连续性健康管理服务。

9. 在社区建设中,协助社区管理部门不断拓展社区服务,繁荣社区文化,美化社区环境,共同营造健康向上、文明和谐的社区氛围。

10. 根据社区卫生服务功能和社区居民需求,提供其他的基层卫生服务。

二、社区卫生服务模式

(一) 我国的医疗卫生保障体系

我国基本医疗保障体系由基本医疗保险(城镇职工基本医疗保险、城乡居民基本医疗保险)、大病保险、医疗救助共同组成,分别面向城镇就业人口、城镇非就业人口和农民、城乡困难人群。另外,政府也鼓励企业和个体参加商业健康保险以达到补充医疗卫生保障的作用。

1. 基本医疗保险

(1) 城镇职工基本医疗保险　城镇职工基本医疗保险覆盖城镇所有用人单位,包括企业(国有企业、集体企业、外商投资企业、私营企业等)、机关、事业单位、社会团体、民办非企业单位及其职工。基本医疗保险费由用人单位和职工按比例共同缴纳。

(2) 城乡居民基本医疗保险　城乡居民基本医疗保险的对象是城镇非就业人口和农民,是原城镇居民基本医疗保险和新型农村合作医疗保险在 2019 年底统一并轨整合而成。参保对象每人每年缴费 250 元;政府每年给予财政补助并逐年提高,2019 年人均财政补助标准达 520 元,新增部分一半用于提高大病保险的保障能力和保障水平。在此基础上,对属于低保对象的或重度残疾的学生和儿童、丧失劳动能力的重度残疾人、低收入家庭60周岁以上的老年人参保所需的家庭缴费部分,政府原则上每年再按一定金额给予补助。

2. 大病保险 大病保险是对城乡居民因患大病发生高额医疗费用给予报销,解决"因病致贫、因病返贫"问题。根据《政府工作报告》,大病保险原则上委托商业保险机构承办,医保经办机构督促考核,两者信息共享,平等协商完善风险分担机制。因此,个体可通过向商业保险机构购买大病保险的方式参保。2019年起国家降低并统一大病保险起付线,原则上按上一年度居民人均可支配收入的50%确定,大病保险政策范围内报销比例由原来的50%提高至60%。对贫困人口加大支付倾斜力度,在起付线降低50%、支付比例提高5个百分点基础上,全面取消封顶线。

3. 医疗救助 我国城乡医疗救助的对象包括:农村五保供养对象;城乡低保对象;社会散居孤儿;重点优抚对象(不含1~6级残疾军人、7~10级旧伤复发残疾军人);低收入家庭中的重病患者、重度残疾人、老年人等特殊困难群众;患重特大疾病医疗费用支出过大、家庭难以负担的城乡特殊困难群众;见义勇为负伤人员;区人民政府认定的其他困难群众。

在资助参保方面,医疗救助对象在定点医疗机构发生的规定范围内的医疗费用,扣除基本医保、大病保险和其他补充医疗保险补偿后的个人负担部分,纳入医疗救助范围。医疗救助(门诊救助、住院救助)起付线视不同对象而异。例如,低保对象住院救助标准年度救助封顶线不低于15万元。

4. 商业健康保险 中国正积极发展商业健康保险,鼓励商业保险机构开发适应不同需要的健康保险产品;鼓励企业和个人通过参加商业保险及多种形式的补充保险解决基本医疗保障之外的需求;继续探索商业保险机构参与城乡居民医疗保障等经办管理的方式。

（二）我国目前的社区卫生服务模式

1. 整合网格模式 由家庭、社区卫生服务站、社区卫生服务中心和区医疗中心构成。

2. 医院派出模式 由家庭、社区卫生服务保健部和医院构成,主要在无一级医院的较大和中等城市运用这种模式。

3. 直通模式 由家庭及医院构成,主要在社区卫生服务启动不佳的中小城市运行。

4. "互联网＋"模式 该模式借助互联网平台,将健康服务需求和服务供给直接对接,超越家庭、社区、城市,甚至国家的界限,任何个体和群体都可依托"互联网＋"平台得到相应的医疗保健服务。目前全国很多城市都在探索各种规模的互联网诊疗护理服务平台,该模式发展潜力巨大,如微脉健康管家。

5. 其他模式 资源互补式、集团式及社康中心模式等,其中资源互补式在企业卫生资源总量较大的城市运用,集团式在存在医疗集团的城市适用,社康中心模式在各级医院资源量充足的城市适用。

三、我国现阶段为什么要大力发展社区卫生服务

（一）服务功能齐全,服务对象明确

社区卫生服务融预防、医疗、保健、康复、健康教育、计划生育指导六位功能于一体,是公共卫生和基本医疗服务体系的基础,是实现WHO提出的"人人享有初级卫生保健"目标的基本途径。社区卫生服务以基层医疗卫生机构为主体、全科医师为骨干,以家庭为单位、社区为范围,以妇女、儿童、老年人、慢性病患者、残疾人等为重点,具有面广、便捷、价廉、有效、亲近等特点和优点。发展社区服务有助于不断提高人群的健康意识和水平,降低患重病、大病的风险,引导合理医疗消费模式和理念的形成。

（二）深化卫生改革,完善服务布局

社区卫生服务可以将广大居民的多数基本健康问题解决在基层,有利于调整城市卫生服务体系

知识链接
1-2-1

的结构、功能、布局,提高效率,降低成本,形成以社区卫生服务机构为基础,大中型医院为医疗中心,预防、保健、健康教育等机构为预防、保健中心,适应社会主义初级阶段国情和社会主义市场经济体制的城市卫生服务体系新格局。

（三）利于养老助残,益于慢性病教育

社区卫生服务有利于家庭养老、社区养老的积极推进,有利于有缺陷人群的关爱和照顾;同时,对常见病、多发病、慢性病的预防和控制,提升人们的健康知识水平,增进健康,减少发病,都有积极而重要的支撑作用。社区卫生服务覆盖广泛、方便群众、能使广大群众获得基本卫生服务,也有利于满足群众日益增长的多样化卫生服务需求。社区卫生服务强调预防为主、防治结合,有利于将预防保健落实到社区、家庭和个人,提高人群健康水平。

要点小结

通过本任务的学习,护生应充分认识社区卫生服务的重要意义,了解社区卫生服务的基本概念、原则、设置和我国医疗卫生保障体系和社区卫生服务的模式,熟悉社区卫生服务的任务,对社区卫生服务工作有整体的认识。

参考文献

［1］　李春玉,姜丽萍.社区护理学［M］.7 版.北京:人民卫生出版社,2017.
［2］　泮昱钦,盛胜航.社区护理实习导学［M］.北京:人民卫生出版社,2017.

（朱　红）

知识链接
1-2-2

能力测试
1-2

PPT
1-3

任务三　认识社区护理

能力目标

1. 能说出社区护理的概念、特点、服务对象和工作内容。
2. 能学会并热爱社区护理工作,培养自己成为优秀社区护士的热情。
3. 能应用专业的沟通技巧与不同服务对象进行有效沟通。

案例引导

王丽丽是二年级的护理大专学生,上学期已经学习了基础护理,对护理专业理论和护理操作有了一些认识。她从下学期课表中了解到,下学期将要开很多新课程,其中包括儿科护理、妇产科护理、社区护理等。班主任老师也希望同学们放假期间抽空先了解一下这些课程。请问:

1. 什么是社区护理?这门课程主要学习什么?
2. 社区护理和医院护理主要有哪些不同?

案例答案
1-3-1

Note

一、什么是社区护理

（一）概念

社区护理（community health nursing）一词源于英文，也称为社区卫生护理或社区保健护理。

美国护理协会的定义：社区护理是将公共卫生学及护理学理论相结合，用以促进和维护社区人群健康的一门综合学科。社区护理以健康为中心，以社区人群为对象，以促进和维护社区人群健康为目标。

我国学者的定义：社区护理是借助有组织的社会力量，将公共卫生学及护理学的知识与技能相结合，以社区人群为服务对象，对个人、家庭及社区提供促进健康、预防疾病、早期诊断、早期治疗、限制残障等服务，提高社区人群的健康水平。

公共卫生学是一门预防疾病、延长寿命、促进身心健康和工作效能的科学和艺术，是通过有组织的社会力量，开展公共卫生、预防保健和健康教育等工作，提高环境质量和生活质量，以达到促进健康、保护健康、预防疾病和延年益寿的目的。

（二）特点

1. 坚持预防保健　提高社区人群的健康水平是社区护理的服务宗旨，预防疾病、促进健康是社区护理的主要工作目标。通过一级预防机制，工作人员主动、积极地运用公共卫生学和护理学知识与技能，做好卫生防疫、传染病控制、意外事故防范等工作，促进社区健康，减少社区人群的发病率。

2. 强调群体健康　社区护理的重点是家庭、社区以及有关团体。因此，应注重收集和分析社区人群的健康资料，运用护理程序的工作方法，解决各种不同的社区群体健康问题，包括：健康人群、亚健康人群、残障或临终人群；各年龄阶段和不同职业、阶层的人群；家庭和团体。

3. 注重可及和综合　社区护理属于初级保健范畴，强调"人人享有"需要时能够得到相应的服务。所以，社区护理工作中应注重就近性、便捷性、主动性服务。同时要做好服务对象生理、心理、社会和环境方面的评估，帮助其寻找社区资源，使其能达到自我照顾的最终目标。

4. 协调分散和持久　由于服务对象的特殊性，社区护理一般发生在不同的机构和地点，根据不同健康层次提供相应服务。工作范围广、工作地点散、工作内容的持久性和多样性，都给社区护理工作带来了极大挑战。

5. 较高自主和独立　除居家护理有时须执行医嘱外，社区护理工作一般情况下是独立工作的。工作人员有时需要与不同机构、相关单位联系和沟通，有时需与其他医学专业人员合作，有时需要独立解决人群的健康问题。这就需要社区护理工作者具有一定的认识问题、分析问题和解决问题的能力。

二、社区护理的发展

（一）国外社区护理的发展

1. 家庭护理阶段　早在19世纪中期以前，由于卫生服务资源的匮乏、医疗水平的局限及护理专业的空白，多数患者均在家中休养，由家庭主妇看护、照顾。在这些家庭主妇中，绝大多数既没有文化，也没有受过任何看护训练，她们只能给予患者一些基本的生活照顾。然而正是这种简单、基础的家庭护理为早期护理和社区护理的诞生奠定了基础。

2. 地段护理阶段　在19世纪中期到19世纪末期的50年间，英国、美国为了使贫病交加人群能享受到基本的护理服务从而改善贫困人群健康状况，陆续开设了地段护理服务。地段护理在英、美两国主要侧重于对居家贫困患者的护理，包括指导患者家属对患者进行护理。从事地段护理的人员多数为志愿者，少数为护士。

3. 公共卫生护理阶段　自19世纪末期起，地段护理在其服务对象和服务内容上逐步拓宽。地段护理服务对象由贫困患者,扩大至地段居民;其服务内容也由单纯的医疗护理,扩展至预防保健服务。在从事公共卫生护理人员中,绝大多数为公共卫生护士,少数为志愿者。

4. 社区护理阶段 进入 20 世纪 70 年代后,世界各国越来越多的护士以社区为范围,以健康促进、疾病防治为目标,提供医疗护理和公共卫生护理服务。于是,从 70 年代中期开始,美国护理协会将这种融医疗护理和公共卫生护理为一体服务称之为社区护理,将从事社区护理的人员称之为社区护士。1978 年,世界卫生组织给予肯定并加以补充,要求社区护理成为社区居民"可接近的、可接受的、可负担得起的"卫生服务。从此社区护理以不同的方式在世界各国迅速地发展起来,社区护士的队伍也在世界各国从质量和数量上逐步地壮大起来。

（二）国内社区护理的发展

1. 发展历程 1925 年,北京协和医院教授格兰特先生在北京创办"第一卫生事务所"。1932 年,政府设立中央卫生实验处以训练公共卫生护士。1945 年,北京的卫生事务所增加至 4 个,全国从事公共卫生工作的护士数量也有一定增加。1949 年后,卫生事务所改为城区卫生局,内设防疫站、妇幼保健所、结核病防治所等。部分医院开始设置地段保健科或家庭病床。

1977 年中共中央、国务院制定的《关于卫生改革与发展的决定》中明确提出,要改革城市卫生服务体系,积极发展社区卫生服务,逐步形成功能合理、方便群众的卫生服务网络。1996 年中华护理学会召开"全国首届社区护理学术会议",倡导完善我国社区护理,重点是社区老年护理、母婴护理、慢性病护理及家庭护理。1999 年卫生部等 10 部门制定了《关于发展城市社区卫生服务的若干意见》,提出了发展社区服务的具体政策措施和 2010 年发展目标。

2002 年卫生部等 11 部门制定《关于加快发展城市社区卫生服务的意见》,鼓励社会力量参与建设社区卫生服务网络。同时卫生部出台了《社区护理管理的指导意见(试行)》,规范了社区护理工作任务与社区护士职责,推动了社区护理发展。2006 年国务院又制定了《关于发展城市社区卫生服务的指导意见》,进一步明确了社区卫生服务的指导思想、基本原则和工作目标,提出推进社区卫生服务体系建设,完善发展社区卫生服务的政策措施,以达到深化城市医疗卫生体制改革、优化城市卫生资源结构、发展社区卫生服务、努力满足群众的基本卫生服务需求的目的。

2009 年 10 月卫生部又印发了《国家基本公共卫生服务规范》,对公共卫生和社区护理工作明确了服务规范,随后几年在实践的基础上反复完善修订。2019 年 8 月卫生健康委员会、财政部和中医药管理局共同署名发布了《新划入基本公共卫生服务工作规范》,该规范增加了妇幼保健、地方病/职业病、老年医养结合等方面的 19 项工作服务规范。随着家庭医生签约服务的推进,社区护理服务工作也正在不断深入和拓展。

2. 目前状况 目前,全国 95％的地级以上城市、86％的市辖区和一批县级市开展了城市社区卫生服务,全国已设置社区卫生服务中心 3400 多个、社区卫生服务站将近 12000 个,创建了 108 个全国社区卫生服务示范区。国家还建立了全科医师、全科护士任职资格制度,广泛开展全科医师和社区护士的岗位培训,医学院校也在护理专业广泛开展社区护理教学,教育部也正在推动 1＋X 老年照护职业技能等级证书的培训,培养能够为社区居民提供保健服务的各层次社区护理人才。

3. 存在问题 由于我国社区护理工作起步较晚,整个社区健康服务网络不完善,因而也还存在一些问题,如:政府及政策支持不足,经费困难;缺乏社区护理法规及质量控制标准;缺乏社区护理组织的宏观调控;缺乏社区护理专门课程培训及专门人才;等等。

三、社区护理服务对象和工作内容

（一）服务对象

1. 健康人群 被视为健康人群的整体健康水平是社区卫生服务的主要对象之一。

2. 亚健康人群 亚健康是介于健康和疾病之间的中间状态。所谓的亚健康人群是指那些没有

知识链接
1-3-1

任何疾病或明显的疾病,但呈现出机体活力、反应能力及适应能力下降的人群。据调查:亚健康人群约占总人口的 60%,故亚健康人群应成为社区卫生服务的重点对象。

3. 高危人群 高危人群是指明显存在某些有害健康因素的人群,其疾病发生的概率明显高于其他人群。高危人群包括高危家庭的成员和存在明显危险因素的人群。

4. 重点保健人群 重点保健人群是指由于各种原因需要得到特殊保健的人群,如妇女、儿童、老年人等。

5. 患者人群 社区患者人群主要由居家的各种疾病患者组成,包括常见病患者、慢性病患者等。

6. 残障人群 社区残障人群主要包括居家的、因损伤和疾病导致的功能障碍者或先天发育不良者。

(二) 工作范畴和内容

社区护理工作范畴和内容见表 1-3-1。

表 1-3-1　社区护理工作范畴和内容

工 作 范 畴	工 作 内 容
社区人群健康教育	以促进和维护居民健康为目的,向社区各类人群提供有计划、有组织、有评价的健康教育活动,提高居民对健康的认识,养成健康的生活方式及行为,最终提高健康水平
为社区家庭提供护理技术与护理服务	为社区内有护理服务需求的个人、家庭提供相应的护理服务,如压疮护理、口腔护理、翻身拍背、造口护理、气道护理等专业性护理技术操作
预防和控制传染性、感染性与慢性疾病	帮助在社区内无法进行治疗或护理的急危重症患者及时诊治或转诊;预防、控制社区内的各种慢性病,对常见慢性病进行健康管理,及时有效地帮助患者在饮食、运动、用药等方面采取控制和指导措施
社区环境、职业防护与家居安全的管理	对社区的环境、饮食、学校卫生等方面,提供相应的预防性服务,如居住环境的保护、水源监控,饮用水、饮食等卫生监督,学生状况监控等
社区儿童、妇女、中老年人预防保健	提供特殊群体的健康保护,如社区中老年人、妇女、儿童、残障人士等,服务内容包括计划免疫、计划生育、合理营养、体育锻炼、健康体检等
社区人群心理卫生与精神保健	为社区内各个群体、各种急性和慢性病、创伤及残疾等功能障碍者所致的心身疾病、心理问题、心理障碍及心理疾病提供心理或精神方面的咨询、辅导或治疗
院前急救	掌握专业急救知识和技能,提高现场和院前急救质量;普及急救知识,提高居民自救意识和能力
临终关怀	对各类临终患者提供所需服务,以帮助其安详走完人生最后一程,同时尽量减少对家庭其他成员的影响

🅱 要 点 小 结

通过本任务的学习,护生应高度认识社区护理的重要意义,熟悉社区护理基本概念、特点和服务对象。同时,了解社区护理的发展历程,能对社区护理工作的范畴、内容和工作形式有全面的理解。

参考文献

[1] 李春玉,姜丽萍.社区护理学[M].4 版.北京:人民卫生出版社,2017.

[2] 泮昱钦,盛胜航.社区护理实习导学[M].北京:人民卫生出版社,2017.

（朱 红）

能力测试

PPT
1-4

微课 2

任务四 认识社区护士

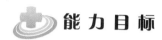
能力目标

1. 能说出社区护士的任职资格、服务对象、工作范畴及应具备的能力。

2. 能学会以社区护士的职业能力和素养要求自己,提高自身的综合能力和素养。

3. 能尝试运用社区护理专业能力满足不同人群的健康护理需求。

案例引导

　　小鹿护士在某三级医院工作 4 年,曾有内科和急诊室等科室的护理工作经历。去年刚生一子,抚育小孩任务繁重;1 个月前丈夫又因工作需要暂被调往外地,原来小家庭生活常规被打破,小鹿感觉有点心力交瘁。上周一,小鹿看到本社区卫生服务中心招聘有工作经验的护士数名,因离家近,或许家庭和工作更能兼顾,小鹿想去试试,但又担心自己不能胜任。

　　请问:针对小鹿的情况,要想成为一名合格的社区护士,您认为她在哪些方面需要进一步提高?

案例答案
1-4-1

一、何谓社区护士

（一）社区护士的概念

　　社区护士是指在社区卫生机构及其他有关医疗机构从事社区护理工作的护理专业技术人员。在一些国家,社区护士是护理保健工作人员的重要组成部分,社区护理岗位也是护士和社区接触、发挥自身独特作用的一个重要而良好的平台。

　　据资料报道,美国 1980 年就有社区保健护士 8 万多名,在社区初级卫生保健所处理的居民健康问题中,有 67％～90％都是由社区护士进行有效处理的。社区护士的发展经历了表 1-4-1 所示的三个阶段。

Note

表 1-4-1　社区护士发展的三个阶段

名　　称	年　　份	服 务 对 象	服 务 项 目
家庭看护	—1895 年	贫病个体	个体为导向的医疗护理
地段访问护士	1860—1900 年	贫病个体	治疗为主,注意预防
公共卫生护士	1900—1970 年	有需要的人群	家庭治疗和预防
社区护士	1970—目前	社区人群	预防疾病,促进健康

（二）社区护士的任职资格

社区护士任职资格：具有国家护士执业资格并经注册；经过地（市）以上卫生行政部门规定的社区护士岗位培训；独立从事家庭访视护理工作的护士,应具有在医疗机构从事临床护理工作五年以上的工作经历。

（三）社区护士的工作职责

1. 参与社区诊断工作,负责辖区内人群护理信息的收集、整理及统计分析。了解社区人群健康状况及分布情况,注意发现社区人群的健康问题和影响因素,参与对影响人群健康不良因素的监测工作。

2. 参与对社区人群的健康教育与咨询、行为干预和筛查、健康档案建立、高危人群监测和规范管理工作。

3. 参与社区传染病预防与控制工作,参与预防传染病的知识培训,提供一般消毒、隔离技术等护理技术指导与咨询。

4. 参与完成社区儿童计划免疫任务。

5. 参与社区康复、精神卫生、慢性病防治与管理、营养指导工作。重点对老年患者、慢性病患者,残疾人、婴幼儿、围产期妇女提供康复及护理服务。

6. 承担诊断明确的居家患者的访视、护理工作,提供基础或专科护理服务,配合医生进行病情观察与治疗,为患者与家属提供健康教育、护理指导与咨询服务。

7. 承担就诊患者的护理工作。

8. 为临终患者提供临终关怀护理服务。

9. 参与计划生育技术服务的宣传教育与咨询。

二、社区护士的角色和能力

（一）社区护士的角色

1. 健康意识的唤醒者　社区护士有责任唤醒社区人群的健康意识,促使人们积极主动地寻求医疗保健,改变不良的生活及健康观念,注重生活质量。

2. 护理服务者　社区护士是为那些需要护理服务而自己无法满足的人群提供护理服务。

3. 初级卫生保健者　社区护理的中心是健康而不是疾病。护理的首要任务是帮助人们避免有害因素,预防疾病,维持及提高人们的健康水平。社区护士工作在最基层的卫生保健单位,且常进行家庭访视,与社区居民的接触最多,是实施预防保健工作的最佳人选。

4. 社区卫生代言人　社区护士需了解国际及国内有关的卫生政策及法律,并对威胁到社区居民健康的环境等问题（如噪声、空气污染、水质污染等）,采取积极措施予以解决,或上报有关部门,以保护社区居民的健康。

5. 健康咨询者与教育者　健康教育者是社区护士的一个重要角色。因为社区的护理服务对象一般不像医院等健康机构的服务对象那样病情较重,因此具有较好的接受健康教育的能力。再者,由于社区护士着力于提高人们的健康意识,所以要扮演教育者的角色以使人们更多地了解健康知识并维护自身健康。

6. 协调者与合作者　社区卫生服务是一种团队合作的工作,这个团队内部有医生、护士、康复治疗师、心理医生、药剂师、防保人员、社区护理员等,外围有行政管理部门、民警、居委会等。社区护士与社区人群接触最多,最了解社区居民的社会文化背景、身体及心理状态,也最适合担当核心纽带工作,起协调作用。

7. 组织者与管理者　社区卫生保健机构各不相同,有门诊、预防保健诊所等,不论是哪种机构,社区护士均应承担组织管理者的角色。社区护士需要对人员、物资及各种活动进行安排,有时还需对有关人员进行培训。

8. 观察者与研究者　社区护士需要具有敏锐的观察能力,以发现疾病的早期症状、儿童的生长发育问题、患者对药物的反应、社区中的环境问题,威胁健康的因素等。同时社区护士还应参与或主持有关研究,以了解各种健康问题、健康行为及疾病的致病因素等。在科学研究的基础上进行护理干预。

(二)社区护士应具备的能力

1. 交往与沟通能力　人际交往与沟通能力是社区护士应具备的首要能力。社区护士具有协调者与合作者的角色,对此能力更是提出较高的要求。

2. 综合护理能力　综合护理能力主要包括各专科护理技能及中西医结合的护理技能。社区护士应是全科护士,面对各种患者和残障者,如外科术后的患者、中风恢复期的患者、精神病患者或临终患者等,工作中会涉及内科、外科、神经科、精神科、中医科以及老年和康复等方面的护理技能。

3. 独立分析和解决问题的能力　社区护士常常处于独立工作状态,如独立地进行各种护理操作、独立地运用护理程序、独立地开展健康宣教、独立地进行咨询或指导。而无论是社区服务站还是患者家里,其护理条件及设备均不如医疗机构,这就要求社区护士具备较高的解决问题的能力和应变能力。

4. 判断与预见能力　判断与预见能力主要应用于预防性的服务,而预防性服务是社区护士的主要职责之一。社区护士有责任向患者或残疾人、家庭及健康人群提供预防性指导和服务。社区护士的判断和预见能力可给服务对象带来直接与间接健康上、经济上、心理上的影响。

5. 组织与管理能力　社区护士一方面要向社区居民提供直接的护理服务,另一方面还要调动社区的一切积极因素,大力开展各种形式的健康促进活动,有时要负责人员、物资和各种活动的安排,有时要组织本社区有同类兴趣或问题的机构人员学习,如对老人院中服务员的培训和餐厅人员消毒餐具的指导,这些均需要一定的组织、管理能力。

6. 调研与科研能力　社区护士不仅担负着向社区居民提供社区护理服务的职责,同时也肩负着发展社区护理、完善护理学科的重任。因此,社区护士首先应不断地充实理论知识,提高业务水平,提升社区护理科研能力,在社区护理实践中,善于总结经验提出新的观点,探索适合我国国情的社区护理模式,推动我国社区护理事业的发展。

7. 自我防护能力　社区护士常常在非医疗机构场所提供有风险的医疗护理服务,如在患者的家中进行静脉输液。应加强法律意识,不仅要完整记录患者病情,还要在提供一些医疗护理服务前与患者或家属签订有关协议书,以作为法律依据。

知识链接
1-4-1

要点小结

通过本任务的学习,护生应熟悉社区护理工作中的核心任务,即社区护士的基本职业概况。要求熟悉社区护士的基本概念、所承担的角色和应具备的能力,明晰工作职责,以便将来更好地完成社

能力测试
1-4

区护理工作。

参 考 文 献

[1] 李春玉,姜丽萍.社区护理学[M].4 版.北京:人民卫生出版社,2017.
[2] 泮昱钦,盛胜航.社区护理实习导学[M].北京:人民卫生出版社,2017.

（朱 红）

项目二 初步掌握社区护理基本技术和方法

项目导言

社区人群健康需求多,社区护理工作范畴广,工作环境复杂。社区护士不仅应具备从事社区护理工作的基本素养,而且要有扎实的社区护理基本理论知识和技能。本项目包括社区护理评估、家庭护理评估、建立健康档案、组织社区活动、健康教育、开展流行病学调查等工作任务,帮助社区护士了解社区居民的生活型态和健康价值观,熟悉社区护理的基本工作方法,掌握相应的社区护理技能,提升素养,为社区人群提供全面的护理服务,解决各种健康护理问题。

任务一 学会收集、整理和应用相关社区资料

能力目标

1. 能说出社区护理程序的概念、社区护理评估的内容和社区护理诊断的定义及社区护理的陈述方式。
2. 能学会收集、整理并应用社区护理资料。
3. 能运用社区护理程序解决社区居民现存的或者潜在的健康问题。

 ## 案例引导

金城社区王某,83 岁,患有右股骨头坏死 20 余年,一直采用保守治疗。由于老人长期卧床,随着近期气温不断升高,伤口严重感染,老人精神日渐萎靡,家属看在眼里痛在心里。当了解到社区中心也有老年护理病房时,立即前往咨询。让家属欣喜的是社区中心当场答应,并安排护理人员为老人进行统一照护评估,住进了病房。请问:

1. 如果你是接待王某的社区护士,评估时有哪些收集资料的方法?
2. 社区护理评价有哪些方法?

PPT
2-1

微课 3

案例答案
2-1-1

Note

一、社区护理评估

社区护理评估是护理程序的第一步。社区护士在评估中用心地看、听、问,以获得正确完整的资料,评估社区具备的健康管理能力和存在的健康问题,作为确定社区卫生服务需求和社区护理目标及发现护理问题和制定护理计划的参考依据。

(一) 收集资料的内容

社区护理评估是立足于社区,收集、记录、核实、整理分析社区人群健康状况的过程,以确定社区常见突出的健康问题和所需的卫生服务,并确定解决问题的优先次序。因此护理评估是发现社区人群健康状况问题的基础,是制定社区护理计划的依据,是社区护理程序的第一步。

社区的自然环境和社会环境直接或间接地影响社区护理对象的健康状况,是社区护理评估的内容,它主要包括社区环境状况、社区人群健康状况、社区健康资源状况等,评估范围及具体内容如下。

1. 社区地理环境状况 包括地理位置、气候、地貌、矿产资源、江河湖泊、饮食习惯、病媒昆虫密度、地理条件和安全饮用水普及率,卫生厕所使用率;人均居住面积,空气、水、土壤污染情况,家庭、工作和学习环境的卫生状况等。社区的地理位置、自然或人为环境及社区的资源多少都会影响社区人群的健康状况。一个健康的社区能合理地利用资源,并做好应对环境威胁的准备。

在评估时,社区护理人员必须了解环境特性对社区居民的生活方式及健康状况所造成的影响。判断社区居民是否能意识到环境中的危险因素,是否已采取相应的措施,是否能充分利用社区的资源。社区的卫生保健组织是否预备了应对一些自然灾害的方案。

(1) 社区自然环境的基本资料 这是社区环境中最基本的资料。社区护理人员要了解一个社区时需掌握的最基本的资料包括社区的名称、地理位置、东南西北界线、面积等。

(2) 社区的自然环境和气候 评估有无特殊的自然环境,例如社区是否有河流、山川,有无引起地震、洪水、传染病等的自然环境;注意社区的常年气候特征以及温差变化、湿度变化,评估社区居民是否有应对气温骤变的能力。近年来自然环境被人为地破坏,出现了很多天灾,如我国大范围的雾霾天气。

(3) 动、植物分布情况 了解社区内有无有毒、有害的动植物,居民是否知道如何防范等。例如,了解社区居民的宠物是否接种疫苗。

(4) 人为环境 现代化社会里,每个社区都会有一些人为设施,如工厂、桥梁、交通工具等。要评估这些人为环境是会破坏社区的自然环境还是正向增加了社区的资源,如某些化工厂排出的废水、废气是否对空气、水资源造成污染,是否对居民的生命安全造成威胁,如居民区附近的加油站等有无存在安全隐患。

(5) 居民的居住环境及配套设施 了解居民居住条件,如房子面积、朝向、是否通风,取暖、供水、照明设备是否齐全以及周边绿化情况,垃圾处理、噪声、污水排放情况等。

2. 社区人口学特征 社区的存在必须以人群为基础,所以社区人群是社区护理的核心对象,不同的人群有着不同的健康需求,通过了解社区不同人群的健康需求,为其提供适宜的服务,是确定社区护理问题、护理计划的基础,因此,评估人口群体特征是社区评估中很重要的部分。

(1) 人口构成特点 在收集社区的人口资料时,要了解人口的年龄、性别、婚姻、职业、文化程度、籍贯、分娩及计划生育、受教育程度等基本特征的构成情况。根据人群的年龄构成可以确定社区主要需求,因为不同年龄段有不同的健康需求。

(2) 人口变化趋势 社区人口的数量决定了社区所需卫生保健服务的数量。人口过多、密度过大将使社区卫生保健服务的工作负荷加重,会影响服务质量及服务的普遍性,同时会增加生活的压力及环境污染的可能性;人口过少、密度太小又会降低社区卫生服务资源的利用率。人口数量的变化趋势也影响到社区对卫生保健服务的需求,当人口增长时,对卫生保健的需求同时也会增加,人口减少时需求也会减少,根据人口变化适时整合社区服务机构的人力、物力等资源,既可使社区居民的健康需求得到满足又不会造成医疗资源的浪费。

(3)人口健康状况　包括了解社区居民的平均寿命、主要存在的健康问题、主要死亡原因、死亡率、患病率、主要疾病谱、高危人群数以及影响因素(如生活习惯、烟酒嗜好、饮食习惯);还要关注居民的职业健康,居民的健康意识、求医行为(如是否定期体检),以及有没有意外发生后的自救能力等。

3. 社会系统　每个社区都是由人群组成,人们互动的过程中扮演着不同的角色,人与人之间的各种社会关系形成了不同的社会系统。作为一个完善的社会系统,它应具备卫生保健、经济与社会服务、交通与安全、通信、社会服务及福利系统、娱乐、教育、政治、宗教九大系统。

(1)卫生保健系统　社区中的保健服务机构应该可以满足居民基本的保健服务。社区护士评估社区内提供健康服务机构的种类、地理位置,所能提供服务的范围、服务时间、费用情况、技术水平、就诊人员特征等,以及卫生资源的利用率及居民的接受度和满意度。社区护士还要判断这些保健机构是否能为社区中所有居民(包括患病者、高危人群、健康者或特殊人群)提供全面连续的健康服务。社区护士还要评估社区卫生经费的来源并判断经费是否充足。社区卫生人力资源如医护人员的数量、素质以及提供保健服务的能力,设备及人口比例是否符合需求。

(2)经济和社会服务系统　经济能力不仅影响居民的生活质量还影响其医疗照顾的能力。社区经济状况决定了可能投入到社区卫生服务福利事业中的经费和资源,一个社区居民的经济水平与他们是否积极寻求健康服务有很大关系。一般经济越发达地区,越注重健康服务,社区护理人员在执行计划时也有更多的资金来源,社区护士还需评估居民的职业类别、收入状况、社区中的无业人员、贫困户等,以制定适合不同人群的计划。

(3)交通与安全系统　交通与安全系统包括消防队、灭火器、消防栓、警察局、环保单位的数量及利用率。社区护士评估社区居民出行的主要方式,交通运输是否便利,路况如何,费用高低等,尤其要评估去医疗保健机构是否便捷,有无交通混乱、道路标识不清、人车混杂的情况;社区是否为残障者创造了无障碍通道。

(4)通信系统　社区的通信功能是否完善直接影响到能否顺利执行健康干预计划、能否顺利向社区大部分居民提供健康相关知识,社区的通信功能越畅通提示该社区越成熟。评估时,主要了解社区居民平常获取信息的途径,如电视、广播、报纸、杂志、电话、公告栏、网络、信件、微信自媒体等,为将来制定计划时选择合适的沟通途径提供依据。

(5)社会服务及福利系统　提供社会服务的机构包括商店、饭店、旅馆以及满足特殊需要的机构如托儿所、家政服务公司等。这些机构的存在可以弥补家庭功能的不足,可以让居民生活便利,使家庭更健康和谐。社区护士还要了解政府所提供的福利政策及申请条件,福利政策的覆盖率及群众的接受度、满意度等。

(6)娱乐系统　社区内娱乐设施的数量、种类及可利用度会影响社区居民的生活。护士可以评估社区有无公共晨练场所、公园、儿童活动场所等,也要评估有无对健康有威胁的场所如KTV、网吧、棋牌室等,它们对社区居民的生活有何影响。

(7)教育系统　需要评估社区中居民的教育程度,包括文盲、小学生、中学生、大学生、研究生等占社区人员的比例;评估社区适龄儿童是否都能得到教育,社区中的家庭是否都有足够能力供孩子上学;社区中有哪些正式与非正式的教育机构,这些机构的类型、数量、地理分布、师资状况,教育经费的投入,居民的接受度和满意度如何。

(8)政治系统　政治系统的安定和支持度关系到社区的发展和卫生计划可执行性。评估社区的政府官员对大众健康的关心程度、人群健康保健的相关政策、用于卫生服务的经费。了解社区的主要管理机构(如居委会、民政局等)的分布情况、工作时间及联系方式,以便在计划实施时得到它们的支持和帮助。

（9）宗教系统 宗教信仰对社区居民的生活方式、价值观、健康行为会产生很大的影响。社区护士要评估社区中的宗教类型及信徒人数、有无领导者、有无活动场地，以及对居民健康的影响。

（二）社区护理评估的方法

评估者收集资料是为正确找出护理问题提供依据。通常将社区评估的资料分为两类：一类是可量化的资料，如社区居民的年龄、性别构成、职业、教育程度等；另一类是不宜量化的资料，如社区居民的生活习惯、价值观、风俗等，这些资料需要社区护士通过敏锐的观察和应用科学的资料收集方法才能获得。

1. 资料类型

（1）主观资料 护理对象的主观感受。可以自己叙述出来，也可以由家属代为讲出。例如"我觉得头晕"。

（2）客观资料 护士通过检查或调查获得的资料。例如身高、体重等。

2. 评估方法 要了解一个社区，得全方位去获取资料，为了准确、全面地收集这些相关信息，应运用多种方法。

（1）参与式观察法 社区护士直接参与社区居民的活动，在此过程中有意识地对居民进行观察，了解他们的健康行为、生活习惯等。这种方法获取的资料常常比较真实及深刻。观察护士可凭个人感官去主动收集社区资料，以了解社区的特征，如社区人群的生活状况、健康需求、地理环境、公共设施的利用，以及污水、废气和垃圾的处理情况等。也可在患者或与居民的接触中加以观察，通过家庭访视，询问健康问题，了解家庭健康状况以及通过对收集的体检资料加以分析。

（2）重点人物访谈法 重点人物指的是对社区很了解的人，一般是在社区中居住时间比较长的人，或社区的管理者，通过对社区中重点人物的访问，了解社区的情况或某个主题，从访谈中了解社区的主要健康问题，健康保健需求，卫生保健资源利用情况。注意在访谈前必须说明调查者的身份和来意，消除被访者的戒备、疑虑以取得合作。

根据社区护士想了解的主题选择最可能得到相关信息的人。另外，就某个主题想了解社区居民的一般态度或看法时，应选取不同阶层的人作为访问对象，可以按年龄进行分层，或以经济水平、教育程度或其他特征作为分层标准，以使访谈结果更具群体代表性。

（3）查阅文献资料法 社区护理人员可到图书馆、派出所、防疫站、卫生局、环保局、居委会等机构查阅人口普查资料、健康统计资料、疾病统计资料、社区人口的特征、人员流动等情况。查阅各种相关的文献记录及统计资料，包括卫生服务年鉴、医院病历、门诊记录及人口普查的调查资料等。这种方法其最大的优点在于花费较少时间获取巨大的信息量。

（4）健康体检 利用社区的疾病普查或对居民进行周期性的身体检查，获得该社区的营养状况、初级卫生保健、疾病与死亡等社区健康资料。

（5）调查法 调查法在缺乏现存资料来源时，用于开展社区的基础调查工作非常重要。社区卫生调查的目的是通过充分了解影响人群健康的自然条件、社会经济状态、行为等因素，同时以相应的人群健康状况、特征及变化趋势为依据，进行综合分析明确和推测人群中现在和将要出现的卫生问题，从而找出社区护理问题，以达到控制疾病、促进健康的目的。

调查法主要用于补足其他方法所没有收集到的社区健康资料，尤其是社区居民对社区的看法及对社区健康期望的相关资料。社区卫生工作中常采用随机抽样的问卷调查形式，以使结果具有代表性。问卷调查可采用开放式问卷，也可用封闭式问卷，而问卷调查表的设计是保证调查成功的关键。

调查法一般有两种：信访法和访谈法。信访法主要是把调查问卷以信件的方式发给被调查者，并让被调查者填写后寄回。此法具有调查范围广、效率高、经济、易行等优点，但不能保证回收率；访谈法是指由经过统一培训的调查员，用统一的调查问卷对调查对象进行访谈来收集资料。此法回收率高、准确度高，但费时、费钱。评估者可根据对调查内容的样本量、准确度的要求来选择合适的调查法。

（6）社区讨论法 根据所收集资料的目的，确定讨论的主要问题，由调查员把社区居民召集起来，就相关问题进行讨论，了解居民对社区健康问题的看法和态度。

（三）资料的整理与分析

社区护理评估的重要环节之一就是对收集的资料进行整理和分析，评估所获得的社区资料一般是繁杂的，包括很多方面的信息及类型的数据，需要对资料进行归类、复核、概括、比较等。资料的完整、全面是准确判断社区护理问题的关键。

1. 资料的归类 分类方式很多，最简单的分类法是按社区环境特征、人群特征和社会系统特征分类；也可以按马斯洛的基本需要层次论分类；还可以从流行病学方面分类。

2. 资料的复核和整理 归类后的资料还要由评估者根据收集过程的可靠程度进行复核，对不确定的资料进行再次收集，对不确切的资料进行删除。可以用定量研究的统计学方法和定性研究的文字分析法对获得的社区健康相关资料进行整理。一般，二手资料的数据和问卷调查的结果可以通过计算平均数、率、百分比、构成比等统计指标归纳整理，并将统计结果运用图、表的形式表示。观察、访谈和讨论等获得的资料可以通过文字描述的方法进行整理，从中了解社区健康状况。

3. 资料分析 资料可分为定量资料及定性资料。原始数据资料要进行统计学处理，文字资料要进行含义的解释及分析。

二、社区护理问题

护理问题是对社区的健康状况及需求进行简洁的描述，可分为现存的、潜在的和健康性的。社区护理问题是护理程序的第二步，是针对个体、家庭、社区现存的或潜在的健康问题的判断，也是社区护士在完成上阶段资料收集后，运用评判性思维对资料进行分析，它反映了社区或社区人群的健康状况，为社区护士选择有效的护理措施提供依据。

（一）相关因素

相关因素是指促成护理问题的原因，这部分的描述往往很重要，因为在明确问题产生的原因后，在制定干预措施时就有针对性，消除或减弱这些原因，可以使问题得以解决或缓解。相关因素的发现有赖于资料的收集和整理过程。

（二）症状和体征

症状和体征是指护理问题的具体表现，也常是护理问题的客观依据。例如，青少年安全知识缺乏（P），学校未提供安全教育/家长不重视安全教育（E），青少年安全知识测试成绩 80% 不及格（S）。青少年知识缺乏是护理问题，造成这个问题的原因是学校未提供安全教育以及家长不重视安全教育，提出这个问题的依据是安全知识测试成绩不理想。

（三）排列问题的优先次序

在对一个社区做出全面的评估后，常常会找出该社区多方面的健康问题及需求，这时，社区护理人员需要判断哪个问题最重要，最紧急，最需要优先予以处理，按照优先顺序分为首优问题、中优问题和次优问题。

（四）OMAHA 系统的护理问题分类

OMAHA 系统将社区问题分为环境、心理社会、生理和健康相关行为四大领域，具体内容见表 2-1-1。

表 2-1-1　OMAHA 系统的护理问题分类表

领　域	护理问题分类
环境	收入、卫生、住宅、邻居/工作场所的安全、其他
心理社会	与社区资源的联系、社会接触、角色改变、人际关系、精神压力、哀伤、情绪稳定性、性、照顾/双亲、忽略儿童/成人、虐待儿童/成人、生长与发育、其他
生理	听觉、视觉、说话与语言、咀嚼、认知、疼痛、意识、皮肤、神经肌肉骨骼系统与功能、呼吸、循环、消化、排便功能、生殖泌尿功能、产前产后、其他
健康相关行为	营养、睡眠与休息形态、身体活动、个人卫生、物质滥用、家庭计划、健康指导、处方用药、特殊护理技术、其他

三、社区护理计划

社区护士在提出护理问题后,根据一定的原则,将护理问题排序,确定护理重点,制定针对该问题的干预计划,并选择实施护理措施的过程。制定计划时,社区护士需要与服务对象商讨制定符合社区特色的护理计划,以触发其自觉性和责任感,激发其健康潜能,满足人群健康的需求和期望。此外,还要考虑社区健康服务的宗旨和目标、社区可能提供的资源、护理实践的服务范围和标准、社区人群的合作、理解和参与的程度。

（一）社区护理计划的内容

社区护理计划的内容应包括目标、对象、时间、地点、干预措施、时间进度、实施方法和策略、质量控制、资源的组织和利用、结果评估等方面。

（二）预期目标

预期目标是期望服务对象在接受护理干预措施后能达到的结果,包括功能、认知、情感行为等方面的改变,目标的制定应做到可测量、可达到、相关性、有时间限制,以便于护理计划的落实和评价的实施。

1. 护理目标的分类　护理目标可分为长期目标和短期目标。长期目标是需要相对较长的时间才能够实现的,最常见的需要几个月,长者可达数年;短期目标是指在相对较短的时间内能够达到的目标。长期目标期望的结果往往需要一系列短期的目标才能够实现;一系列短期的目标不仅能够使社区护理人员明确各阶段的工作任务,也可因短期目标的逐渐实现而增强达到长期目标的信心。

2. 护理目标的陈述方式　目标的陈述方式应包括参与者(主语)、达标内容(谓语)、要达到的标准(条件状语)、具体完成的时间和条件(时间状语)。

通常的陈述方式如下。

时间状语＋主语＋条件状语＋谓语＋行为标准。

例如:卧床期间患者皮肤保持完整、无压疮。

时间状语＋主语＋谓语＋行为标准。

例如:在 5 年内通过早期发现和及时治疗,将社区育龄妇女乳腺癌死亡率降低 1%。

（三）制定社区护理计划

社区护理干预计划是一种由多方合作、合理利用资源、体现优先顺序的行动方案。

1. 选择具体、合适社区的护理措施　目标确定后,社区护理人员要与护理对象共同协商,选择适当的干预措施,使护理对象能积极参与进来,为自己的健康负责。护理对象根据护理问题,可以是需要护理的人群(所有或某个特殊群体)、需要改善的环境、设施等,如社区所有高血压患者,社区污水和垃圾等。制定的措施可以是一级预防、二级预防、三级预防或综合性措施,以达到预防和治疗并重。

2. 为社区健康措施排序 可以参照社区护理问题的排序标准或马斯洛的需要层次理论来对社区护理措施进行排序。

3. 确定所需要的资源及来源,进行工作量和经费预算 针对每项措施确定实施者及合作者(如防疫站、疾病控制中心、当地的红十字会、肿瘤协会等)、需要的辅助器械、场所、经费,以及分析相关资源的可能来源与获取途径。

4. 记录社区护理计划 以书面形式记录护理计划后,和护理对象共同探讨,及时发现问题并修改,使实施更为顺利。

5. 进行具体的时间安排 如一项计划实施时间为一年,要确定一年什么时间采取措施,一共开展几次活动,什么时间进行评价。

四、社区护理计划实施

详尽的护理计划有助于实施过程的顺利进行,实施过程应遵守护理计划的进度,并要对实施结果进行评价。

(一)社区护理计划的实施

护理计划的实施是指社区护理计划完成后,社区护士根据计划的要求和具体措施开展护理实践活动。社区护理干预活动强调以社区为基础的综合干预,在实施计划的过程中,社区护士的首要责任是引导、帮助和组织社区居民主动参与到社区护理的干预中来,只有这样,才能获得预期的干预效果。社区护理干预的重点是应该如何帮助社区居民消除不良行为并帮助他们建立起健康行为,提供人们所需要的社区保健服务。根据服务对象的不同需要采取的护理干预措施和活动包括人群健康教育、传染病防治、免疫接种、特殊人群保健、家庭护理、人员健康培训、健康咨询等内容。

(二)计划实施的步骤

1. 实施前的准备工作 制定者要再次确认计划的参与者及服务对象对服务的时间、地点是否已明确;所需的资源是否已到位;实施者对于服务的方法、服务所需要的知识和技能、预期结果及自己所承担的责任是否已知晓。并根据团队成员的能力及计划的实施内容进行合理的分配和授权,如进行家庭访视可让有经验的社区护士进行。

2. 实施计划 为了提高实施效果,实施者要为服务对象营造一种安全舒适的氛围,要注意保证良好的沟通、分工与合作,识别意外情况,做好即时记录。

(1)提供适宜的实施环境 在实施计划过程中,应计划好时间、地点、服务场所的室温、光线、环境等,为服务对象创造安全、舒适、方便的环境,使患者乐于接受干预。

(2)良好的沟通 包括计划执行者之间的沟通、执行者与护理对象间的沟通。有些工作,还要与当地行政部门、街道、居委会、民政局等进行联系,争取他们的支持和配合。必要时,还要注意与社区领导者进行沟通,以争取他们在经济上和政策上的支持。

(3)分工与合作 不同的措施需要寻找胜任的医务人员来进行,如社区康复服务时可以由康复师或经过培训的医护人员来执行。

(4)识别意外情况 实施过程中要及时发现和处理出现的各种问题和困难,如社区护理人员在执行计划中有时会出现一些意外情况,如由于意外情况未能参加计划的护理对象,实施者可选择另外合适的时间就同样的内容完成实施计划。

(5)准确及时记录 在实施过程中做好及时的记录,记录的内容包括各项护理活动、护理效果、护理对象的反应及产生的新需求,体现护理的动态性和连续性。记录格式通常采用PIO,即问题(problem)、处理(intervention)、结果(outcome)格式。记录要求真实、及时、准确。另外,过程的记录也为最终的评价提供了原始资料。

五、社区护理评价

护理评价是社区护理程序的最后一步,是按预期目标规定的时间,在护理干预措施实施后将护理对象的行为和反应进行测量并与预期目标进行比较,以判断目标实现的程度和措施的有效性。评价并不意味着护理程序的终止,而是一个持续进行的过程,实际上在其他阶段如评估、计划、实施中也不断进行评价,它是总结经验、吸取教训、改进工作的系统化措施。

（一）护理评价的分类

社区护理的评价活动包括两种方式:过程评价和结果评价。过程评价也叫形成性评价,是在实施措施的过程中,对服务对象健康状态进行评价,或者是对护理程序中各个阶段的质量加以评价,如:评估阶段收集到的资料是否完整、准确;诊断阶段,诊断是否有针对性,是否进行了优先次序排列。结果评价,也称终结性评价,是对执行护理措施后,近期和远期的结果进行评价,评价指标通常为目标人群的健康态度和行为改变结果。

（二）护理评价的方法

1. 过程评价方法

（1）直接观察　通过对社区护理人群态度与行为表现的观察和对环境的进一步观察,分析护理程序各个环节的主要问题。

（2）交谈和开座谈会　社区护士通过与护理对象以及有关人员的双向交流,了解他们对护理活动的评价和看法。

（3）问卷调查　根据评价目的,制定调查表,由护理对象和有关人员按要求逐项填写。

2. 结果评价方法

（1）比较计划执行前后的差异　可以用某些指标在计划实施前后的变化来说明,常用的方法是在年度计划的结果中进行评价。

（2）目标预测值与计划执行后实际值的对比　此法较适合在评价过程中有长期变化趋势的指标,如婴儿死亡率及主要疾病病死率等。通过比较预测值和实际值的差异,做出分析。

（3）实施计划社区与未实施计划社区进行比较　首先,确定有关的目的、目标及有关标准;其次,选出两个社区,一个实施计划,另一个未实施计划,然后收集有关指标,比较两社区相同指标间的差异。

（4）对照实验法　此法多适合社区某些疾病防治等的比较。按照流行病学实验原则选定实验社区和对照社区,经过社区护理计划实施后,收集两社区的各项指标进行对比分析。

（5）成本效果分析　通过研究卫生项目所消耗的成本及其结果进行对比分析。成本包括直接成本和间接成本,结果的分析不仅要计算经济效果,而且要着重分析所取得的社会效果。

（6）成本效益分析　此法与成本效果分析不同,其成本投入和效益产出均以货币单位来衡量。

（三）护理评价的内容

1. 健康目标的进展　在过程评价时要评价经过护理活动和护理措施后是否朝着预定健康目标方向发展,以及发展的速度。若发现未完成预期的目标时,要重新评估,寻找原因进行纠正,并针对性地修改护理计划,采取正确的护理措施。

2. 护理活动的效果　通常是在结果评价时要评价的内容,要了解护理干预措施有无对社区人群有促进健康、维持健康、预防疾病的实际效果。

3. 护理活动的效率　评价时除了注重目标是否实现,效率也是不可忽视的。将护理活动的投入与所获得的成果进行比较,了解投入,主要评价护理活动投入的人力、物力、财力、时间与活动效果的比率。总的原则是用最经济的途径获得最好效果、取得最大的收获。

4. 护理活动的影响力　评价护理活动为社区人群所带来的社会效益,可从效益的持久性和受益人群的广泛性来判断。如通过护理活动,使社区人群改变了不良的生活行为(如吸烟),该结果具有持久性,其影响力是长久的。

要点小结

有效的社区护理服务是按照社区护理程序的五个步骤,即评估、诊断(问题)、计划、实施、评价进行的。护理人员通过社区护理评估可以了解社区功能形态,社区居民的健康信念和价值观,确认社区的健康需求。以社区健康状况评估和社区健康需要分析为依据,在此基础上发现有利于或有害于社区人群健康的相关因素,找出护理健康问题,提出护理诊断,并制定相应措施解决问题,形成护理计划,然后实施相应的措施进行社区护理干预,并持续地评价干预措施的效果及预期目标的达成情况。

参考文献

[1] 李春玉,姜丽萍.社区护理学[M].4 版.北京:人民卫生出版社,2017.
[2] 泮昱钦,盛胜航.社区护理实习导学[M].北京:人民卫生出版社,2017.

(柴喜春)

知识链接 2-1-1

能力测试 2-1

PPT 2-2

任务二 学会建立社区居民健康档案

能力目标

1. 能说出建立社区健康档案的目的、居民健康档案的基本内容和社区健康档案管理。
2. 能学会社区健康档案的建立方法。
3. 能运用社区健康档案的建立方法进行健康档案的管理。

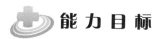

案 例 引 导

患者李大爷,75 岁,高血压病 13 年,平时血压控制不好,主诉经常头晕,心悸;平时服用降压药治疗,最近出现视物模糊,双下肢有轻度水肿,在家属的陪同下,来社区医院就诊,护士小王接待了李大爷。

问题:小王该如何为李大爷建立个人健康档案?

案例答案 2-2-1

一、建立社区健康档案的目的

(一)掌握居民的基本情况和健康现状

健康档案中记载着居民个人和家庭的基本情况和健康状况,尤其注重记录健康问题的形成、发

Note

展和转归过程中健康危险因素和干预效果,从健康档案中可以获取居民的基本情况和健康现状。

(二)为解决居民主要健康问题提供依据

分析健康档案资料中个人、家庭和社区的健康状况,找出存在的健康问题,为制定临床预防和诊断治疗、社区护理提供可靠的依据。

(三)开展社区护理

相关机构可以定期对不同群体进行体检、发放健康服务卡、开通急救呼叫系统等服务,可以使居民享受 24 小时的居家护理照顾;老年人还可以享受多种优惠和优质服务,提供健康教育处方;还可以与医院合作,开展定向转诊、患者选择医护人员等服务,方便每位服务对象。

(四)开展全科医疗服务

进行居民健康动态管理。建立健康档案可以将服务对象的健康根据病种进行分类管理,提供优质、方便、快捷的医疗、保健和护理服务。每年一次或两次将健康检查的数据录入计算机,运用统计学指标随时进行个人健康情况的前后对比,通过分析连续记录的资料,对居民健康进行动态监测和管理。

(五)为全科医学和社区护理的教学与科研提供信息资料

健康档案是医学和护理学研究的基础。经过计算机管理的健康档案,不仅能动态管理和观察个人健康指标,也是医学及护理科研和教学的重要资料。

(六)为评价社区卫生服务质量和技术水平提供依据

健全的健康档案能观察到居民连续动态的健康状况,在一定程度上反映了社区卫生服务的质量和技术水平。

(七)为司法工作提供依据

健康档案是一个服务记录的完整资料库,健康档案的原始记录具有全面、客观和公正的特点,可以为解决医疗护理纠纷或某些司法问题提供客观依据。

二、居民健康档案的基本内容

居民健康档案包括个体健康档案、家庭健康档案和社区健康档案。个人健康档案和家庭健康档案,采用以问题为导向的记录方式,社区健康档案则需要通过社区健康调查将社区卫生服务状况、卫生资源以及居民健康状况进行统计分析后才得以建立。

(一)个人健康档案

个人健康档案包括以问题为中心的个人健康问题记录(problem oriented medical record, POMR)、以预防为导向的周期性健康问题记录和保健记录。主要用于社区慢性病和残障者等居家护理或在社区卫生服务中心治疗者。

1. 以问题为中心的个人健康问题记录　档案包括封面一、封面二、个人基本资料、健康问题目录、病情流程表、问题描述及进展记录,见附件 6。

(1)个人基本资料　既往健康状况,包括医疗、生活事件,如住院史、手术史及失恋、丧偶、失业情况等。个体特征,如气质类型、个性倾向、语言表达能力、记忆力、注意力、想象力和思维能力等。健康行为资料,如吸烟、饮酒、饮食习惯、运动、就医行为、健康信念、爱好、社区适应能力、精神状况评价等。家庭生活史,包括家族史、成员患某种遗传病史、家庭成员的主要疾病以及目前的健康状况、家庭生活主要事件等。临床资料,包括各种测量及检查结果、心理评估资料等。

(2)健康问题目录　所记录的问题是指过去影响、现在正在影响或将来还要影响患者健康的异常情况,可以是明确的或不明确的诊断,可以是无法解释的症状、体征或实验室检查结果,也可以是社会、经济、心理、行为问题,如失业、丧偶、异常行为等。

问题目录通常置于健康档案之首,以便使医生、护士对患者的情况一目了然。问题目录常以表格的形式记录,将确认后的问题按发生的年代顺序逐一编号记入表中,分主要问题目录和暂时性问题目录,前者多列入慢性问题及尚未解决的问题,后者则列入急性问题。

（3）病情流程表　流程表是某一主要问题在某一段时间内的摘要,它以列表的形式概括地描述了与该问题有关的一些重要指标的变化过程。包括症状、体征、生理生化指标和一些特殊检查结果,用药方法和药物副作用、饮食治疗、行为与生活方式改变,以及心理检测结果等。流程表通常是在病情进展一段时间后,将资料做成图表来回顾,可以概括出清晰的轮廓,以便及时掌握病情,修订治疗计划,制定患者教育计划等。病情流程表主要用于慢性病或某些特殊疾病的观察和处理记录。

（4）问题描述及进展记录　问题描述是将问题表中的每一问题依序号逐一以"SOAP"的形式进行描述。SOAP中的S代表患者的主观资料,O代表客观资料,A代表评估和诊断、P代表计划,相当于医学中的收集病例资料、作出医疗诊断、制定治疗方案,护理学中收集主客观资料、作出护理诊断、制定护理计划。

2. 以预防为导向的周期性健康问题记录　定期体检是运用格式化的健康检查表,针对不同年龄、性别和健康危险因素的个人而设计的健康检查,其目的是早期发现、早期诊断。记录内容包括健康普查,如测血压、乳房检查、胃镜检查、尿液检查;计划及预防接种和健康教育等。

3. 以预防为导向的保健记录　它是国家卫生法规对某些特定人群实行初级卫生保健记录,包括围生期保健、儿童保健、青少年保健及各种计划免疫和预防接种记录卡。保健记录是根据建档对象,以附录活页的形式附在个人档案后。

（二）家庭健康档案

包括封面、家庭基本资料、家系图、家庭卫生保健记录、家庭健康相关资料、家庭主要健康问题目录和问题描述、家庭各成员健康资料,是全科医生和社区护士以家庭为单位实施医疗护理的重要参考资料,见附录2-2-5。

（1）封面　包括档案号、户主姓名、社区、建档护士、家庭住址、电话等内容。

（2）家庭基本资料　包括家庭住址、人数及每个人的基本资料,建档日期、签名。

（3）家系图　以绘图的方式表示家庭结构及各成员的健康和社会资料,是简明的家庭综合资料。

（4）家庭卫生保健记录　记录家庭环境的卫生状况、居住条件、生活起居方式,它是评价家庭功能、确定健康状况的参考资料。

（5）家庭健康相关资料　包括家庭结构、功能、家庭生活周期等资料。

（6）家庭主要健康问题　目录中记载家庭生活压力事件及危机的发生时间、问题描述及结果等。

家庭主要问题目录中所列的问题可根据编号POMR中的SOAP方式描述。

（三）社区健康档案

社区健康档案是由全科医生和社区护士提供的、以社区为基础的、协调性的医疗保健服务的必备工具,是了解社区卫生工作状况、确定社区中主要健康问题及制定卫生保健计划的重要文献资料。

社区档案内容主要包括社区基本资料、社区卫生服务资源、社区卫生服务状况、居民健康四个部分,它是全科医生和社区护士以社区为单位实施保健的重要参考资料。

1. 社区基本资料　包括社区地理及环境状况及影响居民健康的危险因素,社区产业及经济现状及影响居民的健康因素,社区动员潜力,社区组织的种类、配置及相互协调等情况。

2. 社区卫生服务资源

（1）卫生服务机构包括:医疗保健机构,如医院、保健所、防疫站、社区卫生服务中心、私人诊所

25

等;福利机构,如福利院、敬老院、老年公寓等;医学教育机构,如医学院校和护理学校等。每个机构的服务范围、优势服务项目、地点等均需记录在社区档案中。医生可根据以上情况进行转诊、咨询等,从而充分利用卫生资源,为居民提供协调性保健服务。

（2）卫生人力资源包括本社区卫生服务人员的数量、构成和结构等。

3. 社区卫生服务状况

每年的门诊量、门诊服务内容种类。家庭访视和居家护理的人次、转诊统计。转诊统计包括转诊率、患病种类及构成、转诊单位等。住院统计包括住院患者数量、患病种类及构成、住院起止时间等。

4. 居民健康状况

社区人口资料包括人口数量、年龄和性别构成,各年龄组性别比,文化构成,职业构成,家庭构成,婚姻状况,出生率,死亡率,人口自然增长率。患病资料:社区疾病谱、疾病分布。死亡资料:包括年龄、性别、职业和社区死因谱等。

三、社区健康档案管理

（一）我国建档方式的现状

完整的社区居民健康档案包括个体健康档案、家庭健康档案和社区健康档案。在实际工作中三种档案并不是完全独立分开的,许多社区在建立个体健康档案的同时,也收集了个人家庭的资料,个体健康档案又是社区健康档案的基础资料。

1. 个体和家庭健康档案的建档方式

（1）个别建档 居民来社区卫生服务中心就诊或建立家庭病床时建档,然后通过诊疗接触、家庭访视和居家护理等方式,逐渐完善个体健康档案和家庭健康档案。这种建档对社区患者健康管理起到重要作用,但由于局限于对来就诊和申请居家护理者的健康管理,不能代表社区群体健康状况。

（2）普遍建档 由全科医生和社区护士在一段时间内访问社区中的每一个家庭成员,并对家庭建立档案。这种建档方式能收集辖区所有家庭和家庭成员的基础资料,能针对普遍存在的健康问题和其危险因素开展健康教育、健康检查和增进健康等活动。但是需要大量的时间、人力和物力,目前社区卫生服务机构正努力开展这项工作。

2. 社区建档 社区卫生工作者,主要是社区护士每半年或一年将社区健康相关资料和数据定期输入计算机,对社区健康进行动态监测和管理。可以利用个人和家庭普遍建档的数据资料,进行统计分析获得社区群体健康相关资料,另外还可以利用居委会和街道办事处、派出所、区政府、卫生防疫站和妇幼保健院等相关资料。这样可以节省人力、物力和时间。

（二）建立健全相关制度

为使档案完整、准确、全面地反映个人、家庭和社区的健康状况,有必要制定有关健康档案的建立、保管、使用及保密的制度,完善相应的设备,配备专职人员,妥善保管健康档案。

（三）有效利用健康档案

健康档案建立后要定期或不定期地分析有关内容,及时发现个人、家庭和社区的主要健康问题,有针对性地提出防治措施,做到物尽其用,充分发挥健康档案在提高居民健康水平中的作用。建档后,可以实现资源共享,合理使用,避免重复登记、重复检查造成的资源浪费。

（四）健康档案的保管和使用

健康档案要统一编号,集中放在社区卫生服务中心,并由专人负责保管。档案在装订时,以户为单位,家庭健康档案在前,个人健康档案附后。居民每次就诊时须凭就诊卡向档案室调取个人档案,就诊后迅速归还,换回就诊卡。如果建立微机化管理的单位,就诊卡使用的是 IC 卡,患者就诊时只需在打卡机上刷卡,就能调出患者的健康档案。社区健康档案由专人填写,档案的借用应有审批制度。

（五）计算机在健康档案管理中的作用

目前我国各大医院都建立了不同种类的医疗信息管理系统。社区卫生工作者利用计算机软硬件技术、网络通信和数据库等现代化手段,建立个人、家庭和社区的连续性、全方位计算机健康档案管理系统,并以此系统为基础,开展医疗、预防、保健、康复、健康教育和计划生育"六位一体"的社区卫生服务。

要点小结

完整的社区居民健康档案包括个体健康档案、家庭健康档案和社区健康档案。在实际工作中三种档案并不是完全独立分开的,许多社区在建立个体健康档案的同时,也收集了个人家庭的资料,个体健康档案又是社区健康档案的基础资料。

参考文献

［1］ 李春玉,姜丽萍.社区护理学［M］.4版.北京:人民卫生出版社,2017.
［2］ 泮昱钦,盛胜航.社区护理实习导学［M］.北京:人民卫生出版社,2017.
［3］ 邹立人.社区护理导论［M］.浙江:科学技术出版社,2004.
［4］ 冯正仪.社区护理学［M］.北京:中国中医药出版社,2005.

（柴喜春）

知识链接
2-2-1

能力测试
2-2

PPT
2-3

微课 4

任务三　能进行家庭访视和护理

能力目标

1. 能说出家庭、家庭访视和家庭护理的定义。
2. 能说出家庭的结构、类型、功能、生活周期和资源。
3. 能学会家庭访视和家庭护理评估的技能。
4. 能运用护理程序进行家庭护理。

 案例引导

陈某,男,78岁,某公交公司退休职工,妻子楼某67岁,无工作,有一女儿,已在本市结婚成家。陈某近10年来有数次"脑卒中"住院史。自第一次出院后行动就不利索,三年前开始卧床不起,连自己的妻子也不怎么认得了。有时陈某还半夜闹腾,不肯睡觉,甚至动手打妻子。医疗诊断:脑卒中,血管性痴呆。这些年来,陈某妻子一直在家照顾陈某,即便在

案例答案
2-3-1

身体不适时也都勉强一人扛过来。女儿因工作繁忙,只有陈某需要看医生时才让女儿请假回来帮忙。最近两年陈某妻子日渐感觉心理负担重,睡眠差。请问:

　　1. 该家庭的主要健康问题有哪些?

　　2. 如何评估该家庭的护理问题?

　　3. 如何进行家庭访视?

一、家庭

随着社会经济的发展,家庭结构和功能都发生了显著的变化,了解家庭概念、结构、类型、功能、生活周期和资源有助于开展有效的家庭护理。

（一）家庭的定义

家庭的定义因社会发展阶段和文化背景不同而有所差异。传统意义上的家庭常以婚姻、血缘和收养等关系建立起来,有共同的生活目标,是由两个或两个以上的人组成的社会基本单元。现代家庭的定义更为宽泛,除了传统意义上家庭的关系外,家庭也可依赖情感、供养和承诺等关系维系。

（二）家庭的类型

1. 核心家庭　核心家庭是指由父母及未婚子女组成的家庭（包括无子女夫妇家庭）。核心家庭是我国现阶段最主要的家庭类型,其优点是家庭成员少,家庭关系简单;缺点是缺少社会支持。

2. 扩展家庭　扩展家庭是指由两对或两对以上的夫妇及其未婚子女组成的家庭（包括主干家庭和联合家庭）。扩展家庭的优点是社会支持多;缺点是家庭成员众多,家庭关系较为复杂,易发生各种家庭内部矛盾。

主干家庭也称直系家庭,是核心家庭的纵向扩展,是指由一对已婚子女及其父母和未婚子女构成的家庭。

联合家庭也称旁系家庭,是核心家庭的横向扩展,是指两对或两对以上同代夫妇及其未婚子女组成的家庭。

3. 其他家庭类型　其他家庭类型包括单亲家庭、单身家庭、重组家庭、同居家庭、同性恋家庭及未婚兄弟姐妹组成的家庭等。社会发展导致非传统家庭形式日益增多,它们具备家庭的主要特征,履行着家庭的主要功能,但由于家庭角色缺损,家庭结构不完整或不稳定,家庭关系复杂,可能诱发各种健康问题。

（三）家庭的结构

家庭结构包括外部结构和内部结构。外部结构即家庭类型;内部结构是指家庭成员间的相互关系或互动行为,包括家庭权力、角色关系、沟通方式和价值观。

1. 家庭权力　家庭成员在家庭中的影响力。家庭权力可分为父权型、妻管严型和民主协商型。家庭权力中心受情感和经济的影响,民主协商型更有利于家庭成员的健康。

2. 角色关系　家庭成员在家庭中所占有的特定位置。每一家庭成员具有相应的角色责任。随着家庭的动态变化,角色责任或增或减。履行家庭角色并能适应其转变是家庭成员的责任,维持家庭的稳定。

3. 沟通方式　家庭成员间在情感、需求或意见等方面进行交换的过程。家庭成员间保持坦诚开放的交流是有效化解家庭矛盾的手段,也是评价家庭功能的重要指标。

4. 价值观　家庭成员对许多事物的看法,包括思想、态度和信念。价值观影响家庭的方方面面,如对疾病的认识、就医行为和生活方式等。社区护士应了解家庭的价值观,引导家庭健康信念的形成,并采取健康的行为。

（四）家庭的功能

1. 情感功能　家庭成员间的关怀与支持,满足个体爱与被爱的需求,使家庭成员具有归属感和安全感。

2. 经济功能　维系家庭生活所需的经济资源,包括金钱和各种必需的物质,以满足家庭成员的衣食住行、教育、医疗和娱乐等。

3. 社会化功能　家庭应有培养年幼成员走向社会的义务,为其提供教育的机会,引导其树立正确的人生观和价值观。

4. 健康照顾功能　家庭成员间互相照顾维护健康,如保持家庭的整洁,提供合理的饮食,并能在成员患病时提供照顾和支持。

5. 人口再生产功能　家庭具有繁衍和养育下一代的责任。通过生育维持人口的平衡和社会与国家的稳定。

（五）家庭生活周期和护理

家庭的生活周期是指家庭的产生、发展与消亡的循环周期。一般来说,家庭的发展是从夫妻结婚组建家庭开始,生儿育女,直到老年的各个阶段。每个阶段因家庭成员不同,有不同的角色责任。家庭生活周期、家庭问题和保健重点见表 2-3-1。家庭需要妥善处理家庭问题才能预防家庭的危机,保持家庭稳定和成员的健康。

表 2-3-1　家庭生活周期、家庭问题和保健重点

阶　　段	定　　义	家 庭 问 题	保 健 重 点
1. 新婚	男女结合	性生活问题; 计划生育问题; 交流与沟通问题; 适应新的社会关系	婚前健康检查; 性生活指导; 计划生育指导; 心理咨询
2. 第一个孩子出生	最大孩子介于 0～30 个月	父母角色的适应; 经济压力问题; 照顾幼儿的压力; 母亲健康问题	母乳喂养; 哺乳期性指导; 新生儿喂养; 预防接种; 婴幼儿营养与发育
3. 有学龄前儿童	最大儿童介于 30 个月～6 岁	儿童身心发育问题; 孩子上幼儿园问题	合理营养; 监测和促进生长发育; 疾病防治; 习惯养成; 防止意外
4. 有学龄儿童	最大孩子介于 6～13 岁	儿童身心发展问题; 离家上学问题; 适应学校环境问题	除"有学龄前期儿童"的保健内容外,还应引导正确应对学习压力,合理融入社会
5. 有青少年	最大孩子介于 13 岁～离家	学习问题; 性问题; 异性交往和恋爱	防止意外; 健康生活指导; 青春期教育和性教育; 防止早婚和早恋

阶　　段	定　　义	家庭问题	保健重点
6. 孩子离家	最大孩子离家～ 最小孩子离家	父母开始有孤独感； 更年期问题； 疾病开始增多； 重新适应婚姻关系； 照顾高龄父母	心理咨询； 消除孤独感； 定期体检； 更年期保健
7. 空巢期	父母独处至退休	重新适应俩人生活； 计划退休后的生活； 疾病问题	防止药物成瘾； 意外防范； 定期检查； 改变不健康生活方式
8. 退休	退休至死亡	适应退休生活； 经济收入下降； 生活依赖性增强； 面临老年病、衰老、丧偶、死亡	慢性病防治； 孤独心理照顾； 提高生活自理能力； 提高社会生活能力； 临终关怀

　　上述案例中陈某家庭属于核心家庭，女儿出嫁后，按家庭生活周期界定为空巢家庭。因陈某多次患脑卒中，后续还伴有一定的认知功能障碍，老伴与他之间存在沟通交流障碍，家庭健康照顾成为该家庭的主要问题。

二、家庭访视

（一）家庭访视的定义

家庭访视（home visit）又称访视护理，是一种重要的社区护理服务形式，是指社区护理人员入户，即在服务对象的家庭环境里，为维护和促进个人、家庭和社区的健康而提供的护理服务活动。

（二）家庭访视的目的

1. 收集家庭的社会文化和健康的信息，及时发现家庭及其成员潜在或现存的健康问题。

2. 确认影响家庭健康和成员个人健康的相关因素。

3. 采取有针对性的护理措施预防或解决家庭和成员的健康问题。

（三）家庭访视的程序

家庭访视分为访视前、访视中和访视后三个步骤。

1. 访视前的护理工作

（1）选择访视对象，遵守访视的优先原则　访视对象通常来自以下家庭。

①低收入家庭。

②健康问题多发家庭。

③不完整家庭。

④具有遗传性危险因素或有残疾者家庭。

⑤家庭功能不完善家庭。

⑥具有慢性病患者且缺少支持系统的家庭。

　　如果同一日安排多人访视，则应根据情况安排优先访视。比如同一日同时需要访视出院后3天新生儿、感染性疾病恢复期患者、刚摔伤的老人和肠造瘘出院的患者，则应优先访视需要急诊的刚摔伤的老人,然后再访视抵抗力弱的新生儿,随后访视肠造瘘患者,而将感染性疾病恢复期的患者放在最后访视。

(2)确定访视目的和目标,收集信息制定访视计划　根据事先对访视对象的了解,决定访视的目的和目标。是属于预防性家庭访视,评估性家庭访视,连续照顾性家庭访视,还是急诊性家庭访视?比如对社区糖尿病患者实施一年四次的常规访视,访视前通过回顾案例资料,确定访视目标是评估患者病情,了解其治疗和生活方式的状况,询问用药情况,测血压和血糖一次,检查足背动脉,并给予相应的指导。

(3)准备访视用品　按访视目的准备访视用品,例如,访视压疮换药者则应准备换药用品;随访慢性病患者,则应准备测量血糖或血压等用物;新生儿访视则应准备新生儿护理箱;社区急诊则应准备急诊箱,同时带上访视护理记录单。另外也应准备好其他随身物品,如身份证、工作证、零钱袋和手机,穿上平底鞋,除去贵重物品如金银首饰,必要时带上防雨防晒工具和水杯。

(4)安排访视路线　事先尽可能全面地了解访视对象情况,如社会文化背景、家庭环境和健康信息,电话预约访视时间。问清楚被访对象的具体住址,确定好前往路线,并在社区留下家访时间、路线和去向。

2.访视中的护理工作　按时到达被访对象的住处,不要太早或太迟。万一迟到,应事先与被访对象联系并表示歉意。

(1)自我介绍,解释访视目的和所需时间　正式访谈开始之前,先进行短暂寒暄,关心被访对象最近生活和心情等,态度温和自然,一般2～3分钟,此过程十分重要,是建立相互信赖关系的开始。能使被访对象精神放松,然后自然过渡到访谈正题。

(2)进行家庭护理评估,制定护理计划,适当指导　根据访谈目的和目标,进行护理评估、治疗或健康教育。如果属于连续性访视,则先评价上次访视效果,分析现存健康问题,实施家庭护理措施,制定下次家访计划。如果患者病情严重,则应立即转诊。对于重要的健康资料,应立即记录或录音。

(3)商定下次访问时间和内容,记录并洗手　访谈结束前,应简短回顾总结本次访谈的主要内容,以及达成的护理指导协议。初步约定下次访视时间和内容,并在访视记录中详细记录本次访谈内容、被访对象目前配合的态度、健康状况、护士所提供的治疗护理,以及下次访视安排的时间和内容。记录完毕洗手。

3.访视后的护理工作

(1)访视完毕,社区护士应进行自身卫生处理,有条件时或必要时要洗澡更衣。对访视物品做好相应的消毒处理,治疗箱中补充新治疗护理用物。

(2)在家访记录　(包括访视对象情况、存在问题、处理方法、讨论内容、注意事项等)的基础上,建立或进一步完善家庭健康档案记录。

(3)对访视护理进行评价,交流讨论该案例的护理,修改护理计划,进行经验总结。

(四)家庭访视的注意事项

1.着装和态度　社区护士职业着装,穿平底鞋、整洁。态度稳重大方。携带必要的证件和随身用品,如身份证明、手机和零钱。

2.访视时间　一般在1小时内,事先预约。

3.遵守伦理原则　关心尊重对方,保护对方隐私。

4.注意安全

(1)事先了解访视对象情况,遇有危险立即撤离并报警。

(2)访视物品在视野范围内,访视时不被小孩或宠物干扰。

(3)尽量安排家属在场。

（4）注意路途安全，避免佩戴贵重首饰。

（5）及时记录，特殊情况应立即录像或录音，留下资料。

三、家庭护理

（一）家庭护理和家庭护理程序定义

家庭护理（family care）有两层含义。首先，家庭护理是指护理的对象是家庭，以家庭为中心，将家庭视为一个整体，护理实践活动的目标是促进家庭及其成员达到最佳的健康状态，即家庭健康。家庭护理主要是针对问题家庭和具有高危因素的家庭，如有慢性病患者的家庭、有残疾患者的家庭、有高龄老人的家庭和有临终患者的家庭。其次，家庭护理也指居家护理（home care），是指在居家的环境中社区护士或家庭护士为家庭提供专业的护理，具有个性化、综合性和持续性的特点。

家庭护理程序是护理程序在家庭护理中的应用。社区护士在提供护理服务的过程中，以Friedman家庭评估模式为指导对家庭进行护理评估，提出家庭护理诊断，拟定家庭护理计划，实施计划并进行效果评价。

（二）家庭护理评估

1. 内容 家庭护理评估是家庭护理程序中最重要的环节，收集家庭及成员的信息，对家庭的结构、功能和资源等进行全面评估，确定家庭潜在或现存的健康问题。具体家庭护理评估的内容见表2-3-2。

表 2-3-2 家庭护理评估内容

评估项目	评估具体内容
家庭基本资料	1. 家庭住址
	2. 家庭成员信息，如年龄、性别、职业、教育程度、收入等
	3. 家庭成员生活习惯，如饮食、睡眠、家庭分工等
	4. 家庭成员健康状况、健康管理、医疗保险等
	5. 家庭中患病成员的疾病种类、严重程度和预后、日常生活能力、家庭角色和带来的经济和照顾负担
家庭环境	1. 家庭的物理环境，包括家庭住房条件、卫生条件和社区环境状况（有无影响家庭成员的健康危险因素）
	2. 家庭的社会环境，包括家庭与亲属、社区、社会的交流和关系，即指家庭收集和利用社会资源的能力
家庭发展阶段及其任务	1. 家庭目前发展阶段及任务
	2. 家庭履行发展任务的状况
家庭结构	1. 家庭成员间的关系（家庭照顾者与患者及家庭成员间）和沟通交流（思想、情感、语言交流）
	2. 家庭角色及任务履行（患病前后）
	3. 家庭权力类型（父权型，妻管严型，民主协商型）
	4. 家庭价值观与信仰（特别对健康保健方面的价值观）
家庭功能	1. 家庭成员间的情感
	2. 培养子女社会化的功能
	3. 家庭自我保健行动和成员间相互照顾行为

续表

评 估 项 目	评估具体内容
家庭应对问题的能力与方法	1. 家庭成员对健康问题的认识(对疾病的理解和认识)
	2. 家庭成员间情绪的变化(压力反应)
	3. 家庭克服疾病和困难的决心(家庭成员参与护理的情况)
	4. 应对健康问题的方式(积极或消极)
	5. 家庭生活调整(生活常规和习惯方面)
	6. 对家庭成员健康状况的影响
	7. 经济负担

2. 方法　家庭护理评估的方法主要有查阅文献、问卷调查、现场观察和家庭访视等。社区护士可根据具体情况有针对性地选用。最常用的评估工具有家系图、家庭功能 APGAR 评分和社会支持图。

（1）家系图　又称家庭结构图,是以符号的形式简单直观地呈现家庭综合信息,如家庭人口学资料、家庭结构、家庭健康问题、家庭生活事件和社会问题等。社区护士可通过家系图迅速了解家庭状况,及时识别家庭健康问题,并提供家庭护理。

家系图一般由三代或三代以上组成。从上到下辈分降低,从左至右年龄降低。夫妻双方的家庭都可包含在内。每个成员的符号旁边,可按需要加注年龄、出生或死亡日期、文化程度、职业等特征,或车祸、离异、退休等重大生活事件及发生的时间,成员主要健康问题等,也可根据需要标注是否为家庭决策者以及哪些成员目前同住。常用家系图符号见图 2-3-1,案例陈某家的家系图如图 2-3-2。

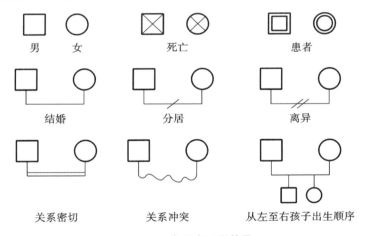

图 2-3-1　常用家系图符号

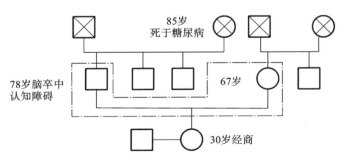

图 2-3-2　案例陈某家的家系图

（2）家庭功能 APGAR 评分　　又称为家庭关怀指数，家庭功能 APGAR 评分表见表 2-3-3。涉及 5 个条目，易于回答，评分简单，适用于家庭护士初次家访时对家庭功能的初步了解。APGAR 问卷由家庭成员分别填写，测量个体对家庭功能整体的满意度和成员间的关系。主要包括适应度（adaptation）、合作度（partnership）、成长度（growth）、情感度（affection）、亲密度（resolve）等五个方面。总分 10～7 分表示家庭功能良好；4～6 分表示中度障碍；0～3 分表示严重障碍。

表 2-3-3　家庭功能 APGAR 评分表

内　　容	评　　价		
	经常	有时	很少
	2 分	1 分	0 分
1. 当遇到问题时，可以从家人那里得到满意的帮助。	□	□	□
2. 我很满意家人与我讨论各种事情以及分担问题的方式。	□	□	□
3. 当我希望从事新的活动或发展时，家人都能接受且给予支持。	□	□	□
4. 我很满意家人对我表达感情的方式和对我情绪的反应。	□	□	□
5. 我很满意家人与我共度时光的方式。	□	□	□

（3）社会支持图　　社会支持图可呈现家庭内支持（资源）和家庭外支持（资源），利用这些物质和精神的支持（资源）能使家庭最大限度地维持家庭基本功能，并能应对各种压力事件或危机状态。社会支持图中以线段的多少表示关系密切程度，以箭头表示互动的方向，也以线段的截断表示关系阻碍。案例陈某家的社会支持状态如图 2-3-3 所示。

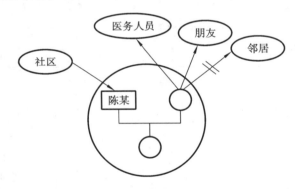

图 2-3-3　案例陈某家的社会支持图

上述案例陈某家庭经评估，该家庭只有老伴一人长期照顾，身心俱疲。女儿也只是在十分需要时才可能来帮忙。测评家庭功能只有 3 分，家庭照顾人力不足，存在家庭功能严重障碍。虽然社区每年有一次例行慰问，但总体而言，该家庭显然也缺少社会支持资源。

（三）家庭护理的形式和内容

1. 家庭护理的形式　　家庭护理初始于家庭病床，即患者出院后回家中休养，医院医务人员继续上门随访，提供必要的后续治疗护理。随着社区卫生服务的发展，患者出院后的治疗护理由社区卫生服务中心接管，提供连续的护理服务，属于延续性照顾的范畴。随着信息技术的快速发展，社区有健康需求的居民将被纳入社区健康网络中，在社区建立健康档案，由社区卫生服务中心负责进行健康管理，如需要临床医疗护理，社区卫生服务中心成为临床照护和社区照护的转介。因此，家庭病床形式逐渐将被社区卫生服务中心的健康网络管理所覆盖。当然，随着社会经济的发展，目前有一些私营的照护机构如访视中心正在逐渐兴起，以满足人们的个性化健康服务需求。

2. 家庭护理的内容　　家庭护理的内容主要因服务对象的健康状况和需求而定。目前社区所能提供的主要居家护理服务包括如下几点。

（1）一般的身体检查，如测血压或血糖等慢性病随访项目。

（2）常用的治疗，如灌肠、吸氧、雾化吸入、注射、输液和化验采血等。

（3）普通伤口处置，如压疮伤口、外伤伤口或慢性感染伤口的换药等。

（4）普通导管护理，如鼻饲管、导尿管或气管套管的护理等。

（5）各种造口的护理，如气管造瘘或人工肛门的护理等。

（6）营养指导，如糖尿病患者和需要减重的人群的饮食指导等。

（7）康复训练，如脑卒中患者功能锻炼和认知功能障碍患者的认知训练等。

（8）患者和家属的健康宣教或社会资源利用的指导。

除了以上项目外，居家护理服务还在不断地拓展，比如临终患者的安宁疗护、肿瘤患者的疼痛管理、抑郁焦虑患者的抒怀治疗、更年期患者的心理调适等都在快速发展中。

上述案例陈某家庭需要社区介入帮助解决生活护理的负担，同时也需要社区护士上门给患者老伴定期进行一些心理疏导工作，减轻该家庭因照顾患者导致的身心负担。

知识链接
2-3-1

🔲 要点小结

家庭护理评估的内容主要包括家庭基本资料、家庭环境、家庭发展阶段及其任务、家庭结构、家庭功能和家庭应对问题的能力与方法。家庭护理评估资料收集的方法主要是家庭访视。家庭护理评估资料呈现的方法包括家系图、家庭功能 APGAR 评分和家庭社会支持图。家庭健康问题及其危险因素来源于对上述家庭护理评估每一项内容的分析。

知识链接
2-3-2

🏥 参考文献

［1］　李春玉，姜丽萍.社区护理学［M］.4 版.北京：人民卫生出版社，2017.

［2］　泮昱钦，盛胜航.社区护理实习导学［M］.北京：人民卫生出版社，2017.

能力测试
2-3

（泮昱钦）

任务四　学会组织开展社区活动

➕ 能力目标

PPT
2-4

1. 能说出组织社区活动的基础、护士在组织社区活动中的作用及组织社区活动的原则。

2. 能学会组织和开展社区活动。

3. 能运用所学护理知识，整合社区资源，对社区活动的内容和形式进行创新。

微课 5

案例引导

随着智能手机和平板电脑的普及化，社区青少年近视的发生率明显上升。近几个月，

案例答案
2-4-1

社区卫生服务中心的护士小刘经常接到本社区家长及学生的来电,咨询预防和治疗近视的方法。小刘想在社区组织一个青少年近视预防及治疗的知识普及活动。请问:

1. 护士小刘以什么样的社区活动形式向青少年及其父母普及近视防治的知识?
2. 护士小刘于此次活动中可以利用社区哪些现有资源?

一、组织社区活动的基础

在组织社区活动之前,社区护士需通过社区健康档案了解居民健康基本情况,建立对服务人群的基本认识;调查社区居民的健康需求,发现社区健康问题,掌握社区及居民的需求,以问题和需求为导向设计合适的服务项目,制定活动方案;与社区机构如居委会建立良好关系,多与社区分管负责人员进行沟通,熟悉社区现有资源。在此基础上选择一种或多种相结合的方式组织活动,结合护理理论、技术,为社区居民提供预防、保健、咨询及健康教育。

(一) 社区活动的形式

社区活动的形式需根据社区现有资源、居民需求等情况制定,具体的形式如下。

1. 社区服务活动 社区服务活动是社区护理最有效的活动手段,可采用定点服务及需求服务展开。定点服务是指在社区固定地点进行服务,并公布服务内容,保证社区服务的延续性,如在社区固定地点为居民测量血压、血糖等活动;需求服务是指根据社区居民不同需求,选择不同服务方式,使社区服务向深层次拓展,如在老龄化社区进行上门护理等服务活动。

2. 社区教育活动 社区护士可组织向社区居民宣传和普及知识的活动,通过社区教育活动提高居民对于健康知识的认识,使居民获得公共健康的相关知识。常见的社区教育活动有课堂和讲座等活动,社区护士可进入社区居委会或活动中心等场所,为居民提供慢性病护理、康复护理、安全用药等相关课程。

3. 社区娱乐活动 社区娱乐活动是指令人喜悦、放松,并带有一定启发性的社区活动。社区护士也可以组织及参与社区的文化活动、联谊活动、体育活动、家庭娱乐活动等,将社区卫生服务融入各种比赛和游戏、音乐舞蹈表演和欣赏等中,寓教于乐。

4. 社区宣传活动 社区宣传活动是指传播相关信息,能够吸引公众参与,使公众接受相关信息的活动。社区护士可利用居委会板报、楼门文化等形式对相关健康知识进行宣传,也可通过出专刊、下发材料和宣传材料,扩大宣传。

(二) 组织社区活动的原则

1. 覆盖全面 社区活动的重点人群是老年人、妇女、儿童,其中老年人及儿童所占的比例较大,这两类人群相对于中青年来说,有较多时间和意愿参与社区活动。在很多小区,他们的比例占总人口的一半以上。社区是他们实现各种需求尤其是文化需求最主要的场所,他们对社区的关注和依赖远胜过中青年人。因此,从活动的开展和面对人群来说,针对老年人及儿童的活动较易组织。但社区活动应尽可能覆盖全社区,重视妇女及青年的参与,扩大参与面。

2. 大小结合 "大"是指大型的社区活动,需经过专门的精心策划组织,参与者众多,影响面广,如大型义诊、社区马拉松比赛等;"小"是指小型的社区活动,通常是指那些常规能够定期开展的,同时又有一定的组织安排的社区活动,如每日的晨练、每周健康小讲座等。

3. 形式多样 社区活动应当注重社区居民不同层面的需求,结合不同层次社区居民的情况,兼顾不同类型的兴趣爱好和文化品位开展。如青年人更倾向于参加线上活动,老年人更喜欢面对面交流。在组织活动时,可针对不同群体,采用一种或多种形式相结合的方式开展,探索创新社区活动参与方式,广泛开展丰富多彩的社区活动。开展上街入户宣传并发放健康知识材料、普及健康知识,提高居民的自我保健意识和抗病能力,同时举办健康讲座,以中老年人、妇女常见病、多发病为重点的保健咨询和健康保健培训,见表 2-4-1。

表 2-4-1　全年社区活动内容及形式

时间	社区活动内容及形式
一月	开展冬季季节性慢性病预防知识宣传。活动形式以社区活动讲座及板报宣传为主
二月	儿童佝偻病防治知识,要求父母合理安排儿童膳食,预防佝偻病的发生。活动形式以社区活动讲座及板报宣传为主
三月	结合妇女节、全国爱耳日、结核病防治日,重点宣传女性生殖健康知识、结核病防治知识。活动形式以街头宣教、板报宣传、发放宣传资料和公众健康咨询活动为主
四月	结合世界卫生日,针对高发的禽流感进行防控知识培训。活动形式以社区活动讲座、发放宣传资料和板报宣传为主
五月	结合国际劳动节、世界无烟日、全国碘缺乏宣传日、世界高血压日、学生营养日、全国助残日等,重点宣传吸烟有害健康、高血压病防治、职业卫生等。活动形式以社区活动讲座和公众健康咨询活动为主
六月	结合国际儿童节、世界环境日、全国爱眼日、国际禁毒日,重点开展儿童保健、远离毒品宣传。活动形式以社区活动讲座和公众健康咨询活动为主
七月	通过板报宣传,重点宣传夏季养生保健知识及意外伤害防范
八月	结合母乳喂养宣传周,在计划生育和妇女门诊宣传母乳喂养,宣传预防接种知识和传染病知识,开展社区活动知识讲座
九月	结合国际爱牙日、国际聋人节、国际老年节,重点开展老年病防治知识,冠心病预防教育。活动形式以社区活动讲座为主
十月	结合国际盲人节、世界传统医药日、世界精神卫生日,开展精神卫生宣传、残疾人康复训练等。活动形式以街头宣传和康复指导为主
十一月	结合全国食品卫生宣传周、世界糖尿病日,开展糖尿病防治知识宣传。活动形式以社区活动讲座为主
十二月	结合世界艾滋病防治日、世界强化免疫日、世界防治哮喘日,开展性病、艾滋病宣传。活动形式以公众健康咨询活动为主

4. 远立近攻　"远"是指组织开展社区活动要有超前的意识,要有发展的眼光,要有整体的目标;"近"是指针对现存社区健康问题要有短期周密的安排,突出重点,狠抓落实。社区活动在塑造社区精神、引导居民健康生活方式等方面具有极其重要的作用。活动组织人员不仅要解决现存健康问题,做好重点流行病的防治、宣传工作,同时也要以敏锐的目光洞察社区将要面临的变化,积极预防疾病,超前一步为居民提供服务。

二、组织社区活动的方法

(一)社区活动的策划

1. 场地　除网络活动外,开展社区活动必须有场地,硬件设施是社区线下活动的基本保障,场地的来源除了社区卫生服务中心以外还可以在社区内落实。社区内部的活动场地,首先要求规划、设计部门将社区活动的场地和设施纳入规划;社区卫生服务中心前期介入阶段要积极争取并提出合理建议。对于已建成的社区,在经费许可的情况下,尽可能对社区活动设施按计划加以完善,条件不够的,需提高活动设施的利用率,如充分利用社区的广场等设施,发挥其作用。其次,社区各机构还应动员常驻社区的企事业单位及机关、学校等将其文化设施对社区成员开放,拓展社区活动的场地。最后,还要考虑到社区各群体到达活动场地的便捷程度,尤其是老年群体,需将老人达到活动场所的

知识链接
2-4-1

便利性和可行性纳入活动组织策划中。

2. 资金 用于开展社区活动的资金的来源一般主要有以下几个方面：一是用于社区卫生服务中心社区活动建设的政府财政拨款；二是物业管理单位从管理经费中每年划拨的资金；三是寻求企事业单位以及个人的赞助；四是由社区活动的直接受益者出资，资金的主要来源可以是活动参与者，如体检活动等。此外，社区活动经费可在政策允许的范围内争取社会多方面的支持，并厉行开源节流的原则。

3. 机构 社区护士在组织活动时常需要和社区内其他机构合作开展，形成合作机制是社区内正常开展的组织保证。现在常见的社区活动组织管理机构有社区党组织、社区行政组织、社区自治性组织、物业管理公司等。能否建立稳定的合作渠道，组建一支高素质的社区文化队伍，直接关系到社区活动的成效。规模大的小区可以由专人负责，明确分工。规模小的小区也可以采取兼职工作，松散合作。社区医务工作者应配合社区充实社区活动领导小组组织机构，进一步发挥以社区领导干部、居民小组长为主体的社区活动网络的作用，建立健全社区活动专（兼）职人员。

4. 人员培训 在活动前对参与活动的工作人员进行培训，具体的培训内容为健康教育和健康促进。健康教育的内容为常用人际传播方式、危害健康行为、健康教育基本知识及技能和疾病相关知识等。培训形式可为课堂讲授、授课与练习结合、现场实习等。所有人员经过培训和考核，合格后方可上岗。

5. 计划与方案 在组织社区活动时，组织者要提前制定好社区活动的计划和方案。有了计划与方案，工作才能有序进行，保证质量，也方便活动后的总结和调整。方案的拟定要以调查分析为依据，科学合理，切实可行，行之有效。在策划方案时，需考虑以下几点。

（1）明确活动目的 社区活动的总体目标是，通过开展各种形式的社区活动，进一步指导社区的健康活动工作，以达到营造健康的环境、培育健康的理念，优化健康设施、完善健康服务，拥有健康人群的目的，使辖区居民掌握有关的健康知识和卫生保健常识，增强自我保健意识，形成一定的健康行为规范，倡导良好的生活习惯和健康的生活方式。具体活动目标需根据情况而定，一般具体的活动目的是将一场活动放到中心项目的整体运作之中，让活动能够在社区整体的卫生健康活动及项目中发挥作用。同时，活动的开展和设计对于社区护士的活动组织能力、居民联系能力培养也发挥着重要作用，因此，活动负责人需清楚活动的目的，更有效地组织活动。

（2）宣传策划 利用宣传栏、微信公众号向社区进行活动宣传，广泛动员各方人员、各单位、各家庭及个人参与，把健康教育与教育促进目标转化为社会活动。

（3）写好活动方案 一场活动无论大小，活动方案的重要性都不言而喻，因此，在撰写活动方案时要给予足够重视。撰写活动方案时，应将活动背景、目的、意义、概况、主题、时间、地点、参与对象、内容、人员分工、活动流程、物料、预算、风险及防控、待协调事项等全面纳入考量范围。此外，还需要把控活动的整体性，策划者需注意以下几点：一是活动的人员分工应分工到人，避免出现一人多工或多人一工的情况；二是活动的流程应是从活动前到活动后的一整套流程，以时间线的形式安排流程，确保活动整体推进；三是方案中的风险防控部分应提前预估风险，并整理应对风险的方案，而风险的预估也应从场外的风险（如天气、场地、交通等风险因素）和场内的风险（如人员参与、场地设备、消防安全等风险因素）这两大方面综合考虑。

（二）社区活动的执行

1. 社区活动的要素 活动执行中需要重点关注人、事、物这三个要素。在"人"的方面，要在准备阶段确保各工作人员按照各自职责有序执行、有序准备。在"事"的方面，活动执行的负责人需要及时跟进需要协调的事项，确保外联事宜、协调事宜能够有序推进，如在户外举办活动时，活动场地的使用以及水、电的使用都需要协调街道、社区、物业等。在"物"的方面，活动的物品材料准备也是活动执行中的重点，物品和材料在活动的筹备过程中要及时调整，以确保物料充足，同时要及时跟进其落实情况,确保在规定时间内到位。

2. 社区护士的作用 在活动开始前,除了制定策划方案外,还要针对活动执行人员以及活动参与人员进行彩排,以便及时调整活动人员、流程、物料的情况。在活动开展过程中,要通过既定流程表明确每个流程中各负责人需要做的工作并对其进行整体推进,确保活动完整有序地开展。活动结束时,还要及时总结活动成功之处和需要改进的地方。

在开展活动的过程中,社区护士应有效整合社区的卫生服务资源,调动各方力量如志愿者、骨干居民、社区、企业单位等。志愿者作为社区活动开展工作的同行者,应让其充分参与到活动的设计、准备、执行中。居民骨干也可以在活动的组织和开展过程中充分参与,并带动其他居民参与其中,确保活动开展的影响力。辖区的企事业单位能够为活动的开展提供更多的助力和支持,多方共同参与能够有效提升活动的影响力和参与度,为社区居民提供优质的护理服务,创造良好的社区卫生服务环境。

（三）社区活动的总结

每年要定期组织人员,对辖区内企事业单位、居民小区、学校、公共场所的社区活动工作进行指导、检查,完善社区活动计划及执行过程中的各种活动记录、资料。对社区居民要进行健康生活指导,引导居民建立科学、文明、健康的生活方式。通过居民健康知识的知晓率、健康行为的形成率测试,结合活动满意度调查问卷,对社区活动进行及时评价。总结经验,推广典型,抓好示范,整体提高社区活动的质量和效果。

要点小结

护士要结合社区居民健康需求和现况,组织覆盖全面、大小结合、形式多样、远立近攻的社区活动,在活动前进行调查和策划、活动中跟进协调、活动后及时评价总结。通过社区活动和社区促进活动,大力传播健康知识,倡导文明的健康生活方式,有针对性地开展防病社区活动,增强人民的健康意识和自我保健能力,全面提升社区居民群众的社区活动知识知晓率和健康行为形成率,努力使社区居民的健康意识和自我保健意识上一个新台阶。

参考文献

［1］ 凤凰空间.当代社区活动中心建筑设计［M］.南京:江苏人民出版社,2013.
［2］ 苑永波.网络教育社区活动的设计与组织［J］.黑龙江教育学院学报,2018,37(5):148-150.
［3］ 周文坤.如何做好社区活动的成效评估［J］.中国社会工作,2017(33):48.
［4］ 贺立平.睦邻组织运动:社区社会工作的先驱［J］.中国社会工作,2009(6):62-62.

（陈　静）

任务五　能配合健康普查、进行健康教育

能力目标

1. 能说出社区健康普查、保健指导、健康教育、社区健康教育和社区健康促进的定义。

能力测试
2-4

PPT
2-5

Note

2．能说出社区健康普查的内容、社区健康教育的内容及方法、社区健康促进的意义。

3．能配合社区进行健康普查和健康教育。

案 例 引 导

开学初，某社区卫生服务站对其社区内一所小学528名学生进行一次常规体检。社区护士小张为该小学二年级两个班101名学生视力检查时发现戴眼镜的学生增加了18名，加上上学年新增戴眼镜的学生15名，该年级戴眼镜的学生共计33名。于是社区护士对学生家长们进行了关于孩子用眼卫生方面的问卷调查，结果发现假期里有85％的孩子每天看电视或玩游戏的持续时间在4小时以上，家长与儿童对眼睛保护的相关知识均不够了解。

请问：

1．此案例中健康教育的主要指向对象是谁？

2．哪些健康教育的方法较适用？

护士作为社区卫生服务工作的主导者，需定期对社区居民进行健康普查和健康教育工作。了解或掌握健康普查和健康教育的相关理论知识、方法和技能，对开展健康普查和健康教育工作都具有重要指导意义。

一、认识社区健康普查

（一）社区健康普查概念

社区健康普查（health screening）简称为社区体检，是指针对社区的某一类特定人群（如儿童、妇女、成年人、老年人等）在规定时间内进行的集体健康检查的方法，包括体格检查、影像学检查及实验室检查。

一般而言，社区健康普查的内容和项目，可以根据不同的年龄层、疾病类型、工作单位等特征来决定，且在进行健康普查的同时，还可进行保健指导（health guidance）。

保健指导是在进行社区健康普查的同时，由社区护士对处于亚健康状态或出现健康问题的居民，提供适当的健康指导或相应的健康咨询。

（二）社区健康普查的目的和内容

1．目的

（1）做到"三早"　健康普查能早期发现人群中患病的患者，或者个体存在的某些功能的异常，以便做到早期发现、早期诊断、早期治疗。

（2）提醒重视　通过健康检查，提高被普查者对自己健康的关注和认识，主动发现健康问题并自觉采取保健行动。

（3）筛选培训　对健康普查中筛选出来的存在或有潜在健康问题的人群进行培训，如举办社区健康教育班、社区康复训练、成人常见病预防知识培训、育婴培训班、精神障碍者和痴呆老人的日常生活训练等。

（4）提供依据　社区健康普查能为社区人群就疾病的预防、健康指导、健康促进提供依据，并有利于及时发现、矫正或去除社区环境中存在的不利于居民健康的各种因素。

2．内容

（1）婴幼儿的生长发育普查　比如进行体格发育和智力发育的检查等。

（2）育龄妇女健康普查 比如乳腺疾病、宫颈炎、子宫肌瘤、宫颈癌的普查等。

（3）成年人多发病和慢性病的普查 比如心脑血管疾病、糖尿病或恶性肿瘤的普查等。

（4）常见传染病普查 比如乙型肝炎和结核病的普查，艾滋病及性病的普查等。

（三）社区健康普查的组织与实施

进行社区健康普查需要相关部门的支持与社会参与，由社区医务工作者具体执行。实施社区健康普查主要有四个步骤，即居民的健康调查、普查前准备、普查时的工作、普查后的工作。

1. 居民的健康调查 通过多种途径进行居民健康调查，可以发现社区重要健康问题，为社区健康普查提供依据。需要做的工作主要有如下几点。

（1）收集调查资料 社区居民的健康档案、门诊就诊记录、社区诊断资料等原始资料是基本调查资料，资料收集后进行数据统计。

（2）确定健康问题 通过对资料的汇总、整理、分析、评估，筛选健康问题，明确普查人群，确定健康体检的项目。

2. 普查前的准备工作 在进行健康普查前，应做好如下准备工作。

（1）发布消息 在进行健康普查前，需明确健康普查的通知方式和方法，如通过通知、广播、短信、媒体等途径发布信息。

（2）准备资料 一旦确定健康普查的方法和内容，即应准备相关资料，如健康体检表、问诊记录单、问卷调查表等。

（3）准备场所和设备 根据普查的主题和人群，做好普查场所、仪器设备和物品设施等准备。

（4）分工合作 根据普查对象基本情况和工作要求，明确参检工作人员分工，并集中培训，统一标准，统一方法。

（5）做好反馈 及时反馈是保证普查效果的重要而有效的环节，对普查结果要根据普查对象情况做好反馈，需确定合适的反馈形式。

3. 普查时的工作

（1）确认到位 确认健康普查的流程及相关科室的准备，如接待室、候检室、问诊室、诊疗室、保健指导室；检查安放的设备及器械、测量工具以及消毒用具。

（2）做好协调 根据普查人数和人员素质情况，工作人员做好相关工作的协调和解释工作。

（3）记录核对 对普查人群的整体和个体情况都要做好全面、规范的登记、核对工作，并按组号对健康检查记录单进行及时回收，以确保资料齐全。

4. 普查结束后的工作

（1）整理普查资料，进行工作总结 普查工作内容较多，如对整个工作是否已经及时总结，是否统计了普查人数，被检查者存在的健康问题和咨询事项是否得到解释和回答、是否提供了及时的指导和处理，需要连续进行指导的对象是否做了具体的计划和安排等。

（2）做好程序检查，进行适当评价 工作内容主要是总结回顾，如对工作程序进行回顾性总结。对整个健康普查工作各方面进行相应的评价，包括预期效果评价、实施过程评价和结果评价。

（四）社区护士在健康普查中的作用

1. 组织普查工作 健康普查的通知是通过居民委员会或居民住宅小区的板报进行传达的。社区护士为了让更多的居民了解普查的意义并积极参加普查，可在社区进行面对面的介绍和宣传，把接受普查的有益之处告诉居民，增强居民的健康意识和健康观念。

2. 进行健康指导 健康普查时，向接受普查的居民发放健康调查问卷，其目的一是提高普查效率，二是通过填写问卷使被检查者进行一次健康自我评价，对以往的日常生活方式进行反思。另外，还可以通过问卷的资料明确需要指导的问题，进行有针对性的健康指导。

3. 实施护理体检 社区护士要了解具体普查项目的意义、机理，以及检查或测量仪器的使用方法。要求社区护士正确地进行检查、测量和记录,了解正常值和异常值,以便进行指导和提供咨询。

4. 协助医生体检 护士在辅助医生进行检查时要观察被检查者,判断被检查者在接受检查的过程中是否有不明确或不理解的地方。社区护士应对这类人进行筛选,列入需要进行个别指导的名单中。

5. 开展健康教育 通过健康检查,了解被检查者的健康需求,找出共同存在的健康问题,制定健康教育计划,进行集体指导,在社区内定时定点地开展健康教育活动。

6. 进行工作总结 健康普查结束时,应统计接受检查的人数,评价是否已达到健康普查的目的;对有支持需求的居民制定支持计划,对怀疑有家庭健康问题的居民进行健康普查后的家庭访视等。

二、认识社区健康教育

(一)相关概念

1. 健康教育 通过有计划、有组织的教育活动和社会活动,促使人们自觉地采纳有益于健康的行为和生活方式,消除和减轻影响健康的危险因素,预防疾病、促进健康和提高生活质量。健康教育的核心是通过卫生知识的传播和行为干预,改变人们不健康的行为,目的是提高人们的健康水平。因此,健康教育是联结卫生知识和健康行为改变的桥梁。

2. 社区健康教育 以社区为单位,以社区人群为教育对象,以促进社区居民健康为目的,有组织、有计划的健康教育活动。社区健康教育的目的是发动和引导社区人群树立健康意识,关心自身、家庭和社区的健康问题,积极参与健康教育与健康促进规划的制定和实施,养成良好卫生行为和习惯,以提高自我保健能力和群体健康水平。社区健康教育是社区护理工作的重要内容,是社区护理的基本工作方法。

(二)社区健康教育意义

健康的维护需要个体的积极参与。社区健康教育可以通过有组织的方式,使社区成员学习自我保健方法、培养自我照顾能力、认识自身维持健康的责任,从而促进健康,降低慢性病发病率和死亡率,是一项低投入、高产出、效益大的卫生保健措施。

(三)社区健康教育的理论基础

1. 知信行理论 知识(knowledge)、态度/信念(attitude/belief)、行为(practice)的简称,20世纪70年代在医疗护理领域得到了广泛的应用。它将人类行为的改变划分为三个连续过程:获取知识、产生信念和形成行为。其中,知识是基础,信念是动力,行为是目标。认知影响态度,态度决定行为,知识是建立良好行为的基础,掌握的理论知识越牢固、越丰富,实施具体行为的倾向性就越强。

2. 健康信念模式 健康信念模型最早由霍克巴姆于1958年提出,贝克(Becker)逐渐完善形成,这是能对人们采纳健康行为做出合理解释的重要理论模型。该模式重点关注患者的心理变化情况,并认为若患者存在与健康和疾病相关的信念,并主动改变危险行为,采取对疾病健康有益的行为是实现疾病好转的保障。以心理学角度为切入点分析影响行为发生的因素。由对疾病威胁的认知、提示因素、影响制约因素三大部分组成,对疾病威胁的认知主要包括感知易感性、感知严重程度、感知利益和感知障碍四个部分。与行为改变关系密切,当严重性认知、发生结局不良的概率较大、益处性认知较高时,付出较小的代价即可促使其行为转变。

(四)社区健康教育对象

社区健康教育的对象是社区全体人群,可分为以下四类。

1. 健康人群 这类人群在社区中所占的比例最大,往往认为疾病离他们很远,对健康教育甚至持排斥态度。对这类人群,健康教育主要侧重于卫生保健知识,其目的是帮助其维持良好的生活方式并保持健康,远离疾病。同时,也提醒他们应对一些常见病提高警惕,不要忽视疾病的预防及早期诊断。

2. 高危人群　高危人群主要是指那些目前尚健康,但本身存在某些致病的生物因素或不良行为、不良生活习惯的人群。这类人群中可能有一部分人因个体的某种疾病的家族史而过分焦虑、恐惧,也可能不以为然,健康教育应侧重于预防性教育,帮助他们掌握一些自我保健技能,如乳腺病的自我检查及某些疾病的早期自我监测等;或帮助他们自觉地纠正不良的行为及生活习惯,积极消除致病隐患。

3. 患者人群　包括各种急、慢性疾病患者。这类人群可根据其疾病程度分为临床期患者、恢复期患者、残障期患者及临终患者。对前三种患者,健康教育应侧重于康复知识的教育以帮助他们积极地配合治疗,自觉地进行康复锻炼,从而减少残障,加快康复。临终患者的健康教育,其实质是死亡教育,目的是帮助他们正确面对死亡,减少对死亡的恐惧,尽可能帮助其平静、安详地接受和度过生命最后阶段。

4. 患者家属及照顾者　这类人群往往与患者接触时间最长,部分人群可能因长期护理而产生心理和躯体上的疲惫,甚至厌倦。健康教育应侧重于养病知识、自我监测技能及家庭护理技能的教育,提高他们对家庭护理重要性的认识,坚定持续治疗和护理的信念,指导他们掌握家庭护理的基本技能,从而科学地护理、照顾患者。同时,还要指导他们掌握自我保健的知识和技能,在照顾患者的同时尽量维护和保持自身的身心健康。

(五)社区健康教育内容

1. 健康知识的传播　健康知识的传播又包括一般性健康教育、特殊人群健康教育以及国家卫生法规的教育。

(1)一般性健康教育　教育内容包括常见疾病防治知识、个人卫生保健知识、饮食与营养知识、环境保护知识、常用药品和健康保健物品的使用和管理、计划生育和优生优育知识、精神卫生知识、院前急救知识。

(2)特殊人群健康教育　教育内容包括针对不同特殊群体的预防保健知识,如妇女保健知识、儿童及青少年保健知识、中老年人保健知识、残疾人的自我保健和康复知识、职业病预防知识。

(3)卫生法规的教育　教育内容包括与社区健康有关的政策和法规,目的是促使社区人群树立良好的道德观念,提高责任心,自觉遵守与维护各种卫生管理法规,从而维护社区健康水平。

2. 健康行为的干预

(1)指导居民养成良好的卫生习惯,比如饭前便后洗手、早晚刷牙、勤理发和洗澡、不乱扔垃圾、不随地吐痰等。

(2)引导居民养成良好的生活方式,比如不吸烟、不过量饮酒、勤锻炼等。

(3)帮助居民树立正确的道德观念,比如遵守交通规则、爱护公共设施等。

(4)教育居民主动接受卫生保健服务,比如主动接受预防接种。

(六)社区健康教育方法

健康教育的方法常因教育目的、内容、对象的不同进行选择和确定。还可根据具体情况将多种方法联合使用。常用的方法如下。

1. 语言教育　最简单、最有效的常用方法之一,分个别教育和群体教育。个别教育包括交谈、健康咨询等,群体教育主要包括专题讲座、小组讨论等。

2. 文字教育　以文字作传播媒介,因其材料可反复使用,是健康教育的较好方法,包括卫生标语、传单、小册子、报纸、杂志、墙报、专栏等。

3. 形象化教育　以图片、照片、标本、实物、模型等形式展览和传递健康信息。其特点是形象、生动、直观,常与文字教育配合使用,以增强理解和记忆。

4. 电化教育　包括广播、录音、视频材料、电影等。通过视听刺激进行信息和知识传递,从而为教育对象提供更加生动有趣、丰富多彩的教育内容。

5. 网络教育　通过文字、声音、图像或三者的结合进行,具有视听并用和互动交流的优势,是以上各种教育方法的全新延伸和全面整合。

（七）社区健康教育程序

1. 社区健康教育评估

（1）评估学习者　对学习者的评估主要包括基本情况、学习准备、学习能力、学习态度等。

①个体基本情况评估　性别、年龄、文化程度、经济状况、健康状况等。

②学习准备评估　重点评估学习意愿和接受教育能力。学习意愿是指学习者接受健康教育的思想准备;接受教育能力是指学习者的教育背景、经历、生活经验等。

③学习能力评估　学习者以往的学习经历、反应速度、记忆力、学习特点和方式等,可以通过观察、测量、考核等方式确定。

④学习态度评估　主要指学习愿望和学习动机的评估。如果学习者没有学习的愿望和动机,则健康教育的所有工作都可能收不到好的效果。

（2）评估教育者　社区健康教育是社区护理实践的重要组成部分和社区护士的责任,但并不能保证所有的护士都具备提供健康教育的条件和能力,如果教育者不具备相应的健康教育能力和素质,则无法圆满完成任务。对教育者的评估主要包括知识技能、教学能力、协调能力、沟通能力和教学态度等。

（3）评估学习环境　学习环境包括物理环境、人际环境和社会环境,具体指社区健康教育的场所、教育者与学习者之间的关系、健康教育资源和对健康教育有促进作用的社会支持系统等。

2. 社区健康教育诊断　社区健康教育者或社区护士可使用护理程序的工作过程和方法,根据已收集的资料,进行认真分析,从而确定教育对象现存的或潜在的健康问题及相关因素。进行社区健康教育诊断时可以分为六步。

（1）列出教育对象现存或潜在的健康问题。

（2）选出可通过健康教育解决或改善的健康问题。

（3）分析健康问题对教育对象健康所构成的威胁程度。

（4）分析开展健康教育所具备的能力及资源。

（5）找出与健康问题相关的行为、环境因素和促进行为改变的相关因素。

（6）确定健康教育的首选问题。

3. 社区健康教育计划　在制定社区健康教育计划时,一定要以教育对象为中心。计划的内容应包括以下几点。

（1）确定目标　健康教育者应根据学习者的学习意愿、学习能力、学习条件、专业需要等制定出一系列具体目标。

（2）确定内容　教学内容以学习目标为基础,根据学习者的年龄、文化背景、学习能力和教学条件、教学时间等确定教学内容。

（3）确定方法　健康教育的方法多种多样,在实际应用中各有利弊。例如,群体教育相对有组织性,一般适用于大、小团体,但其教育对象比较被动,反馈也相对受限;个别教育比较有针对性,也容易接受反馈,但只适用于小规模的健康教育。教育者可依据目的、内容、对象等情况选择适当的教育形式。

4. 社区健康教育实施　实施健康教育计划,社区护士要根据学员的不同特点和他们的不同需要及时调整教育计划,减少干扰因素,以达到最佳的效果。具体应注意以下几个方面。

（1）做好选择　开展社区健康教育之前,应注意选择适当的时间、内容、形式进行教学,根据教育对象的具体情况安排活动时间和课程长短,选择与教育对象需求相符的教学内容,教学形式根据教育对象学习能力进行选择,保证教学内容易被理解和接受。

（2）做好协调　认真做好协调与监督是保证社区健康教育效果的重要手段,因为实施一项健康教育计划往往涉及多部门、多学科及多层次的人员参加,为了保证健康教育计划的顺利实施,对人员安排、工作进度、经费使用等要做好协调与监督。

（3）鼓励参与　鼓励教育对象积极参与教学活动是社区护士应注意的问题之一。健康教育的目的是减少或消除教育对象不良行为与生活方式,所以教育对象的积极参与是保证社区健康教育质量的关键因素,可采取口头表扬、物质奖励、赠送小纪念品等方式调动和鼓励教育对象的积极性,以提高教育活动效果。

5. 社区健康教育评价　社区健康教育评价的方法和手段有多种,可根据具体情况选择使用,用得较多的是过程评价和效果评价。

1）过程评价　过程评价是计划实施过程中监测和评估各项工作进展,旨在了解并保证计划的各项活动能按计划的程序发展,及时发现问题,进而改善项目及其管理。

（1）过程评价的内容　对执行者的评价、对组织的评价、对政策和环境的评价等。

（2）过程评价的指标　活动的执行率、活动的覆盖率、活动的有效指数、目标人群满意度、活动经费使用率等。

2）效果评价　效果评价可分为近期、中期和远期效果评价。

（1）近期效果评价　近期效果评价的目的是确定计划实施后的直接影响。评价重点在于相关知识、态度、信念的变化,以及政策、法规制定情况。

（2）中期效果评价　中期效果评价重点包括相关行为改变、环境改变情况等。如目标人群吸烟率下降多少、工作场所无烟环境创建情况等。

（3）远期效果评价　远期效果评价是评价计划实施后对最终目的或结果的作用。如相关疾病发病率或死亡率的变化,健康状况改变带来的劳动生产率提高、生活质量提高、医疗费用降低等。

三、认识社区健康促进

（一）社区健康促进概念

1986 年 11 月世界卫生组织在渥太华第一届国际健康促进大会通过的《渥太华宪章》中指出：健康促进是促使人们提高、维护、改善他们自身健康的过程,是协调人类与他们环境之间的战略,规定个人与社会对健康各自所负的责任。这一概念表达了健康促进的目的和哲理,也强调了范围和方法。

社区健康促进是指通过健康教育和环境支持改变个体和群体行为、生活方式与社会影响,降低本地区发病率和死亡率,为提高社区居民生活质量和文明素质而进行的活动。社区健康促进的构成要素包括健康教育以及一切能够促使行为、环境有益于健康改变的政策、组织、经济等支持系统。

当前,我国社区健康促进活动以引导群众逐步形成合理膳食、适量运动、控制烟酒、心理平衡的健康生活方式为主导,如开展全民健身运动、食品安全与健康饮食、控烟限酒等健康促进活动,提高了全民健康素质。

社区健康促进已成为新时期卫生体制改革的重点之一,并作为干预社区群众的健康相关行为和生活方式,改善社区生态环境的社会环境的主要手段,在社区卫生工作中发挥着越来越重要的作用。

（二）社区健康促进任务

《渥太华宪章》提出了健康促进的五大任务,也称为五项行动领域,它们是健康促进的核心。

1. 制定促进健康的公共政策　WHO 明确指出,健康问题已超出了单一的保健范畴,必须提到各个部门、各级政府领导的议事日程上,要他们了解他们的决策对健康产生的后果负有责任。健康促进明确要求非卫生部门建立和实行健康促进政策,其目的就是要使人们更容易做出有利于健康的抉择。

2. 创造支持性环境 健康促进必须创设一种安全、满意和愉快的工作和生活环境,能有助于健康而不是损害健康。同时,系统评估环境对健康的影响,倡导社会多部门和社会群体提出有针对性的策略,保证自然环境和社会环境的健康发展,为健康行为提供支持性环境。

3. 强化社区行动 健康促进工作通过具体有效的社区行动,发现社区现存的和潜在的健康问题,明确社区的健康目标并确定优先项目,进而作出决策,发动社区力量,挖掘社区资源,积极有效地提升社区群众参与卫生保健计划制定和实施的积极性和责任感。

4. 发展个人技能 健康促进通过提供信息、健康教育和提高社区居民生活技能以支持个人的发展,目的是使个体有效地维护自身的健康及其生存环境,预防疾病,增进健康。个人技能是多方面的,包括基本健康知识,以及疾病预防、自我保健技能、自我健康维护、家庭健康管理能力、保护环境与节约资源的意识、维护公众健康与安全的意识和能力等。

5. 调整卫生服务方向 需要个人、社区组织、卫生服务机构、卫生专业人员和政府一起工作,改进服务的质量和服务的内容,建立一个有助于健康的卫生保健体系,以提高人们的健康水平。

(三)社区健康促进策略

1. 倡导 一种有组织的个体及社会的联合行动。目的是倡导有利于健康的社会、经济、文化和环境条件,包括:倡导政策支持;倡导卫生及相关部门提供全方位的支持,最大限度地满足群众对健康的愿望和需求;倡导社会对各项健康举措的认同,激发社会对健康的关注以及群众的参与意识。

2. 赋权 健康是基本人权,赋权的目的在于实施健康方面的平等,缩小目前存在资源分配和健康状况的差异。帮助群众具备正确的观念、科学的知识、可行的技能,激发其健康潜能,使群众获得控制影响自身健康的决策和行动的能力,把健康权牢牢地掌握在群众自己手里,为实现卫生服务、资源分配平等合理奠定基础。

3. 协调 健康促进需要协调政府、非政府组织、社区卫生机构、社会经济部门、社区家庭和个人等各利益相关者之间的关系,促成强大的联盟和社会支持体系,共同努力实现健康目标。

要点小结

了解和掌握健康普查和健康教育的相关理论知识、方法和技能,对开展健康普查和健康教育工作都具有重要指导意义。通过社区健康普查对社区人群进行集体健康检查发现健康问题后,再针对各人群特点,通过广泛的社区健康教育来达到促进健康的目的。

参考文献

[1] 李春玉,姜丽萍.社区护理学[M].4 版.北京:人民卫生出版社,2017.

(刘朝露)

知识链接
2-5-1

能力测试
2-5

任务六　能进行社区流行病学调查

 能力目标

1. 能说出流行病学、出生率、死亡率、病死率、发病率和患病率的定义。
2. 能说出流行病学研究内容、调查的基本步骤、统计学指标及其区别。
3. 能配合社区进行流行病学调查。

案例引导

2012 年某社区共约有 40 万人，其中男性约 22 万人，女性约 18 万人，新出生的婴儿 500 人，疾病普查发现该社区高血压病患者有 10 万人，冠心病患者 8 万人（其中 2012 年新增 500 人），糖尿病患者 5 万人，同时 2012 年死亡人数 5000 人。请问：

1. 根据以上案例内容，可以计算哪些统计学指标？
2. 如何计算这些指标？

在社区护理工作中，需要了解社区人群的健康和疾病状况及其变化规律，发现影响人群健康和疾病的原因，正确评价社区护理措施的效果。要实现这些目标，就必须应用流行病学方法，开展社区人群的健康状况调查和分析研究，评价社区护理的干预效果。

一、认识流行病学

（一）流行病学定义

流行病学是预防医学的重要组成部分。我国学者普遍认为，流行病学是研究疾病和健康状态在人群中的分布及其影响因素，以及制定预防、控制和消灭疾病及促进健康的策略与措施，并评价其效果的一门应用学科。

该定义的基本内涵有四点。

（1）研究对象是人群。

（2）研究内容包括疾病和健康状态。

（3）重点是研究疾病和健康状态的分布及其影响因素。

（4）目的是为控制和消灭疾病及促进健康提供科学的决策依据。

（二）流行病学研究内容

1. 描述疾病与健康状态的分布　所谓疾病或健康状态分布是指疾病在不同时间、不同地区及不同特征人群中的动态变化和出现的频率，如某病的发病率、患病率或死亡率及某些健康指标的平均值等。由于疾病（或健康）分布存在数量差异，并非千篇一律，应该把在不同时间、地区、人群的分布用数量正确表示出来。

2. 探讨病因与影响流行的因素　有许多种疾病的病因至今尚不完全明了，如恶性肿瘤、原发性

PPT
2-6

微课 6

案例答案
2-6-1

Note

高血压、克山病、大骨节病等,需要通过流行病学的相关方法进行研究。流行病学通过建立、检验和验证病因假设,探讨导致发病的因素以及预防疾病的方法。有些疾病虽然病因已知,可以根据其分布特点来探讨影响流行的因素,从而可以提出有效的控制措施。

3. 研究疾病的自然史 疾病在人群中自然发生发展的规律称为疾病自然史。不同疾病自然史的长短及临床症状轻重变动较大,许多疾病轻型患者很少到医院就诊,在医院内工作的医师经常见到的是症状比较重的,常把这些当作疾病的"典型"。应用流行病学方法可见到各种类型的病例,从而可以了解个体和群体疾病的过程和结局,即该病的自然史。例如,由于广泛应用疫苗及球蛋白,现在不少麻疹患者症状很轻,缺少 Koplik 斑及"典型"皮疹。在病程早期如能了解其与麻疹病例的接触史及其周围儿童正在患麻疹的事实,则不易误诊或漏诊。

4. 制定预防策略并评价控制措施的效果 应用流行病学方法可以了解疾病的病因、分布、流行规律、影响因素,以便采取有效措施预防和减少疾病的发生,控制疾病的流行或蔓延。动态比较疾病控制措施实施前后统计指标的变化,评价控制措施的效果。

（三）流行病学调查在社区护理中的应用

1. 对社区人群健康做出诊断 通过发病率、患病率、死亡率水平衡量社区疾病分布的状况,对社区人群健康作出诊断,发现影响居民健康的主要问题,有助于明确相应的护理工作重点,并确定需优先护理问题的顺序。

2. 筛查高危人群 社区护士根据不同疾病在不同人群中具有分布差异的流行病学特点,在居民健康普查过程中筛选罹患某些疾病的高危人群,发现其潜在的健康问题,以实现对疾病的早期发现、早期诊断、早期治疗的目的。

3. 评价护理干预措施和卫生服务效果 健康受致病因素、人、环境等多种因素的影响,而这些因素都是不断变化的,因此,在评价护理干预或卫生服务效果时,要运用流行病学知识,考虑到这些因素的影响,从而作出准确分析。

二、社区护理常用的流行病学研究方法

社区护理常用的流行病学研究方法有三大类:描述性研究、分析性研究、实验性研究。前两者属于观察法,后者属于实验法。

（一）描述性研究

描述性研究是流行病学研究的第一步,主要利用已有的资料或通过调查得到的资料,描述健康或疾病状况在不同时间、不同地区、不同人群中的分布特征,从而提出有关疾病的病因假设。描述性研究是社区护理评估、护理诊断的常用方法,主要包括现况调查、筛查和生态学研究。

1. 现况调查 现况调查是按照事先设计的要求,在某一人群中应用普查或抽样调查的方法,收集特定时间内疾病的描述性资料,以描述疾病的分布及观察某些因素与疾病之间的关联。因为资料分析使用的指标主要是患病率,也称患病率调查。调查研究方法常采用普查和抽样调查。

（1）普查 在一定时间内,根据调查目的对一定范围人群中每一成员进行的全面调查和检查。要求时间尽量短,即使大规模调查,时间也不宜超过 3 个月。

普查的优点:能发现普查人群中的全部病例,及时治疗;能全面描述普查地区人群某病的分布特点;通过普查可以进行卫生知识宣传。普查的局限性:普查对象多,容易出现漏查;工作量大,质量不易控制;不适用于患病率低、诊断技术复杂的疾病。

（2）抽样调查 从全体研究对象（总体）中随机抽取一部分有代表的对象（样本）进行调查,以样本的信息推断总体特征。一般来讲,抽样要遵循"随机化"原则（具体随机抽样方法见统计学相关内容）,且样本量要足够大。由于抽样调查所涉及的观察单位较少,便于执行,在实际工作中应用广泛。

抽样调查的优点:抽查所涉范围小、经济、省时,节省人力;在严密设计和质量控制下,结果不亚

知识链接
2-6-1

于普查。抽样调查的局限性：抽查在设计、实施、资料分析环节比较复杂，存在抽样误差和偏倚；不适用于变异过大的资料和患病率过低的疾病。

2. 筛检 应用快速试验、检查或其他方法从人群中发现可能患有某种疾病的患者和可疑患者的过程。筛检试验不是诊断试验，而是一种初步检查方法，筛检阳性和可疑阳性的人都应进一步确诊检查，对确诊后的患者进行治疗。筛检的方法简单、经济、有效，易于为群众接受。

筛检的目的：发现高危人群，及早消除危险因素，实现一级预防。如：筛检高血压预防脑卒中；早期发现可疑患者和高危人群，做到早诊断、早治疗，加强二级预防；研究疾病的自然史或开展流行病学监测。

筛检的适用范围：所筛检的疾病或健康状况应是当地当前重大公共卫生问题；对可疑病例能进一步确诊；对确诊病例有有效的治疗方法。

3. 生态学研究 生态学研究指以集体为基本单位收集和分析资料，进行暴露和疾病关系的研究，多用于研究与疾病有关的病因线索，评价社区护理干预的效果，也可用于公共卫生监测。

（二）分析性研究

描述性研究提出病因假设后，需要应用分析性研究进一步验证假设。分析性研究是探索导致疾病或健康问题在人群中分布存在差异的原因或影响因素的方法，最常用的有病例对照研究和队列研究两种。

1. 病例对照研究 病例对照研究是从研究人群中选择一定数量的某病患者作为病例组，在同一人群中选择一定数量的非某病患者作为对照组，比较两组人群既往暴露因素出现的频率，以推测疾病与暴露因素之间的联系。该研究是在疾病出现之后去调查既往暴露史，在时间上是回顾性的，又称回顾性研究。

病例对照调查的特点：无干预措施；设立对照组；是由"果"究"因"的研究；能够探索和检验病因假设，但不能确证因果关系。

2. 队列研究 将研究对象按暴露因素的有无划分为暴露组和非暴露组，或按照暴露程度不同划分为若干组，通过一个阶段的追踪观察，比较各组研究对象某一疾病的累计发生率或死亡率的差别。由于观察对象是在疾病出现之前分组并随访观察一段时间后再比较结果，所以又称随访研究或前瞻性研究。

队列研究的特点：无干预措施；设立对照组；是由"因"究"果"的研究；能验证因果关系。

（三）实验性研究

实验性研究又称干预研究，是将人群随机分成实验组和对照组，研究者给予实验组施加某种干预措施，对照组则不给予，随访观察一定时间，比较两组人群的效应差别，评价该干预措施效果的一种方法。根据研究目的和对象性质不同，实验性研究可分为临床试验、现场试验和社区试验。

1. 临床试验 又称治疗试验，是以患者为研究对象，按照随机分组原则将患病个体分为实验组和对照组，主要目的是对治疗药物或措施的效果进行检验和评价。

2. 现场试验 以社会人群为对象，一般选择未患疾病者为受试者，遵循随机化及盲法原则，常用于评价生物制品预防某疾病的效果。

3. 社区试验 以社区人群为整体进行实验观察，选择不同社区，分别给予不同干预措施的试验，或者对增加疾病患病的危险因素进行干预，研究预防药物和措施的效果，评价干预措施的效果。

三、流行病学调查的基本步骤

流行病学调查随着调查目的和调查方法不同，其调查步骤也有差异。流行病学调查包括拟定调查计划、编制调查表、培训调查人员、实施调查计划和总结调查工作五个基本步骤，具体见图2-6-1。

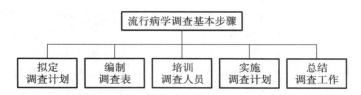

图 2-6-1　流行病学调查基本步骤

（一）拟定调查计划

1. 明确调查目的　发现社区的健康问题并确定解决的优先顺序、探讨健康问题的形成因素、找出问题人群以开展针对性服务等。

2. 确定调查对象　如欲了解社区高血压的流行情况，计划采用现况调查，则适宜的调查对象是该社区中的所有人群。

3. 确定调查方式　主要取决于欲收集的信息内容，如利用机构日常收集的常规资料了解地区人群健康状况。采用调查表收集被调查人群资料等。

4. 确定研究方法　可以根据调查目的采用合适的研究方法，同时确定适宜的资料统计分析方案。

5. 组织人员、经费和物资落实　这是调查实施顺利开展的保障。

（二）编制调查表

1. 调查表的设计　要具有专业性和科学性，设计前需参阅大量相关文献。调查表的设计要全面，应列的项目不可遗漏，内容要准确，时间要恰当。

2. 调查表的主要内容

（1）一般项目　如姓名、性别、文化程度、职业和住址。

（2）专题项目　根据调查目的拟定，是调查研究的实质内容。

（3）调查员记录项目　如调查质量评价和签名。

3. 调查表提问方式　设计调查表时所用的提问方式可以是封闭式和开放式。封闭式提问的调查表所获资料更宜做统计学分析，开放式的调查表则较难做统计学分析。

（三）培训调查人员

调查前认真做好调查员培训，做到统一认识、统一方法、统一标准。

1. 调查人员的要求　培训调查人员所需的专业知识、调查技巧和测量技术，使调查人员充分了解调查目的、方法和要求。

2. 保证调查信度　进行正式调查之前应进行模拟调查演练，使调查员真正掌握每项调查问题的记录要求，对有疑问的调查项目及时统一认识，必要时做适当调整。

（四）实施调查计划

1. 联系社区，做好配合　联系调查的居民区、学校或企业，得到当地居委会或单位领导支持，保证顺利开展调查。现场调查时限不宜过长，通常以不超过 1 个月为宜。

2. 保障现场调查质量　安排现场质量监控员，明确职责，及时核实原始记录表格并整理资料，做好数据录入准备工作。

3. 及时发现问题　调查中若出现不清楚或失访情况，应及时核查或酌情安排补访。

（五）总结调查工作

总结调查工作包括整理调查资料，并做好统计分析，根据结论撰写调查报告。

四、社区护理常用的统计学指标

社区护理的重点是人群的健康问题，在评估人群的健康状况时常常会用到各种统计学指标。因此,社区护士应熟悉常用统计学指标的含义和用法,以指导社区护理工作。

（一）人口学统计指标

1. 出生率　出生率(birth rate)指某年内的活产婴儿数占年平均人口的比例。出生率是显示人口生育水平的常用指标,一般在标准化后进行比较,K常用10万分率表示。计算公式为

出生率＝某年出生活产婴儿人数/年平均人口数×K

2. 死亡率　死亡率(mortality rate)指在一定的时期(一般为1年)内死亡人数占同期平均人口数的比例。计算公式为

死亡率＝一定时期内的死亡人数/同期平均人口数×K

死亡率可以按不同年龄、性别、职业、病种、地区、种族等分别计算。常用的死亡率如下。

（1）年龄死亡率　某年某地某年龄组的死亡人数与同期同年龄组的平均人口数的比率,即

年龄死亡率＝某年某地某年龄组的死亡人数/同期同年龄组的平均人口数×K

（2）死因死亡率　某地某年因某种原因死亡人数与同期平均人口数的比率,即

死因死亡率＝某年某地因某种原因死亡人数/同期平均人口数×K

（3）婴儿死亡率　指1年内不满1周岁的婴儿死亡人数与同年活产婴儿总数的比率,即

婴儿死亡率＝不满1周岁的婴儿死亡人数/同年活产婴儿总数×K

（4）新生儿死亡率　某年28天内婴儿死亡人数与同年活产婴儿总数的比率,即

新生儿死亡率＝某年28天内婴儿死亡人数/同年活产婴儿总数×K

（5）围产期死亡率　某年孕28周及以上的胎儿死亡数和存活7天以内的新生儿死亡数之和与同年孕28周及以上的胎儿死亡数与活产数之和的比率,即

围产期死亡率＝某年围产期胎儿死亡人数/(同年孕28周及以上胎儿死亡数＋活产数)×K

3. 病死率　病死率(case fatality rate)表示一定时期内患某病的人群因该病而死亡的频率,常用百分率表示。计算公式为

病死率＝某时期内因某病死亡人数/同期患某病的患病人数×K

4. 人口自然增长率　每年平均每千人中自然增加的人数。计算公式为

人口自然增长率＝出生率－死亡率

5. 结婚率　某年结婚人数与同期平均人口数的比率。计算公式为

结婚率＝某年结婚人数/同期平均人口数×K

6. 离婚率　某年离婚人数与同期平均人口数的比率。计算公式为

离婚率＝某年离婚人数/同期平均人口数×K

（二）疾病统计指标

疾病统计指标主要用于对疾病与健康状况的测量,包括发病指标和反映疾病危害程度的指标。

1. 发病率　发病率(incidence rate)表示一定时间(一般为1年)内人群中发生某病新病例的频率。发病率是描述疾病分布、探讨发病因素和评价预防效果的重要指标。计算公式为

某病发病率＝某时期内某人群中某病新发病例数/同期暴露人口数×K

2. 患病率　患病率(prevalence rate)也称现患率,表示某特定时间某人群中存在某病病例的频率(包括新、老病例,但不包括死亡和痊愈者)。计算公式为

特定时间患病率＝某特定时间某人群中的新旧病例数/同期平均人口数×K

时点患病率＝某一时间点新旧病例数/该时间点人口数×K

3. 罹患率　罹患率(attack rate)表示较短时间内某人群中发生某病新病例的频率,常用百分率表示。罹患率多用于较小范围的人群在较短时间内疾病频率的测量,观察的时间可以是日、周、月或某一流行期,计算公式为

罹患率＝观察期内的新发病例数/同期暴露人口数×K

4. 感染率　感染率(infection rate)是指在某个时间内能检查的整个人群样本中,某病现有感染者人数所占的比例,常用来说明人群感染的强度,常用百分率表示。感染率用于传染病与寄生虫病的统计。计算公式为

$$感染率＝受检阳性人数/受检总人数×K$$

(三)反映疾病防治效果的指标

在社区工作中,常用疾病统计指标反映疾病的防治效果,一般近期效果可用治愈率、有效率、存活率、保护率、效果指数评价。

1. 治愈率　治愈率(cure rate)是指治愈人数占总治疗人数的百分比。计算公式为

$$治愈率＝治愈人数/总治疗人数×K$$

2. 有效率　有效率(effective rate)是指治愈和好转人数之和(治疗有效例数)占总治疗例数的比例。计算公式为

$$有效率＝治愈有效人数/总治疗人数×K$$

3. 存活率　存活率(survival rate)是指经过 N 年的观察,某病患者中存活人数所占的比例,常用百分率表示。计算公式为

$$N 年存活率＝随访 N 年存活的病例数/随访满 N 年的病例数×K$$

计算存活率时应注意,明确疾病的起止时间,一般以确诊日期、手术日期或住院日期为起算时间。随访时间可为 1 年、3 年、5 年、10 年等,对生存时间较短的也可以用月或日为单位。

4. 保护率　保护率(protective rate)是预防措施对试验组人群的保护程度。计算公式为

$$保护率＝[对照组发病(或死亡)率－试验组发病(或死亡)率]/对照组发病(或死亡)率×K$$

5. 效果指数　效果指数(index of effectiveness)指对照组发病(或死亡)率与试验发病(或死亡)率之比,反映了预防措施的效果。效果指数越大,说明预防措施越得力。计算公式为

$$效果指数＝对照组发病(或死亡)率/试验组发病(或死亡)率×K$$

📋 要 点 小 结

流行病学是预防医学的重要组成部分。研究内容包括疾病和健康状态。研究方法包括描述性研究、分析性研究、实验性研究。流行病学调查包括拟定调查计划、编制调查表、培训调查人员、实施调查计划和总结调查工作五个基本步骤。常用的统计学指标包括出生率、死亡率、病死率等人口学统计指标;发病率、患病率等疾病统计指标;治愈率、有效率等反映疾病防治效果的指标。

🏥 参考文献

[1]　李春玉,姜丽萍.社区护理学[M].4 版.北京:人民卫生出版社,2017.

(刘朝露)

能力测试
2-6

项目三　能够对社区特殊群体健康进行管理和护理

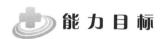

项目导言

我国第一个老龄高峰 2030 年逼近，老年群体的健康护理需求陡增；持续低出生率导致的人口下行压力使我国对妇女健康、优生优育以及儿童健康愈加重视。国家针对儿童、妇女、老年人三个特殊人群的卫生服务相关政策也相继出台，例如《"十三五"全国计划生育事业发展规划》《关于做好 2019 年基本公共卫生服务项目工作的通知》及《国家卫生计生委关于加强母婴安全保障工作的通知》。围绕这三类人群的社区预防保健和护理服务内容也不断扩大，服务手段不断更新与提升。因此，社区护士必须掌握特殊人群预防保健和护理的相关知识和技能，才能维护和促进社区特殊人群的健康。

PPT
3-1

任务一　具备女性健康管理和保健指导能力

能力目标

1. 能说出围婚期、围生期、产褥期和围绝经期的定义。
2. 能进行围生期和产褥期的基本指导。
3. 能运用护理程序对围婚期、围生期、产褥期、围绝经期妇女进行健康管理和保健指导。

案例引导

某产妇出院后第 3 天，社区护士进行首次家访，对产妇评估、检查，发现产妇发热，体温 38.3 ℃，乳房皮肤发红、有触痛，肿块明显。产妇表现出紧张、焦虑情绪，担心无法泌乳而影响新生儿喂养。请问：

1. 根据产妇症状和体征，最可能的健康问题是什么？
2. 社区护士应提供哪些指导和护理？

案例答案
3-1-1

一、围婚期妇女健康管理和保健指导

围婚期是指妇女从生理发育成熟到怀孕前的一段时期，包括婚前、新婚和受孕前三个阶段。此

Note

53

期的预防保健工作重点是优生优育。其目的是促进母婴健康和提高出生质量。

（一）婚前准备

1. 配偶的选择　婚姻不仅是两性的结合，而且会孕育出新的生命，下一代的素质会受到夫妻双方的健康状况、遗传因素等影响。优生始于择偶，择偶不仅要有感情和性爱的基础，而且还要有科学的态度与理智的思考，要考虑健康因素、遗传因素及其他因素对下一代的影响。选择配偶应综合考虑以下三个方面。

（1）健康状况　夫妻双方的健康是优生的根本条件。青年男女在恋爱交往时就应首先向对方介绍自己和家庭的健康状况，并了解对方的健康状况。有些疾病是不宜生育的，如遗传性精神病。有些疾病在治愈前是不应结婚的，如肝炎、肾炎、心脏病、活动性肺结核等严重的慢性疾病。其家族或近亲中有严重的遗传性疾病或遗传致病基因者也不宜生育。

（2）近亲不相恋　直系血亲或三代以内的旁系血亲之间不能通婚。因其具有相同的遗传基因，会影响下一代的优生。

（3）适宜的年龄　20 岁以前不宜结婚，因为年龄过早，身心发育尚不成熟，不能完全理解家庭的概念和责任，对建立家庭后所带来的压力尚缺乏正确的认识和良好的应对能力，容易造成婚姻与家庭的不稳定。

2. 婚前医学检查　婚前医学检查是指结婚前对男女双方进行常规体格检查和生殖器检查，以便发现疾病，保证婚后的婚姻幸福。婚前检查对于男女双方都有重大意义：①有利于双方和下一代的健康；②有利于优生，提高民族素质。婚前检查的内容包括询问病史和体格检查两大部分。一般对没有性行为女性只做直肠腹部诊检查，对男女双方有关性方面问题应保护其隐私。社区医务人员应认真填写婚前检查记录，妥善保管，做好登记。

3. 婚前性教育　婚前性教育内容主要是有关性生活知识，包括：男女生殖系统解剖知识；性反应周期的四个阶段（兴奋期、平台期、高潮期、消退期），性反应周期所需的时间、规律和特点；性心理、性意识、性感情、性经验和性观念，以及如何建立和谐的性生活等内容。

（二）受孕前准备

1. 最佳生育年龄　女性生殖系统一般在 20 岁以后才逐渐发育成熟，骨骼的发育成熟要到 23 岁左右，如果在骨骼尚未发育成熟前怀孕，母子就会相互竞争营养，从而影响母亲的骨骼发育过程，易导致新生儿体重较轻，由于染色体异常所引起畸形的也较多。研究表明，青年夫妇结婚后 2～3 年生育，有利于夫妇的健康、学习与工作，在经济与精力上不至于过分紧张，使个人和家庭在婚后有缓冲的时间。女性最佳生育年龄在 25～29 岁，男性为 25～35 岁。

2. 适宜的受孕时机

（1）身心最佳状态　最好是将妊娠安排在双方工作或学习都不紧张的时期，生理、心理都处于最佳状态，而且家庭有一定积蓄。

（2）避免有害物质　要注意怀孕前工作与生活的环境，避免接触对胎儿有害的物质，如一些放射线、化学物质等理化因素。如有接触，应与有害物质隔离一段时间再受孕。例如，服用避孕药物者，应先停服药物，改用工具避孕半年后再受孕为宜。

（3）季节的选择　从营养的角度看，受孕的最佳时间应是夏末秋初的 7—9 月份，充足均衡的营养对胎儿发育提供有利条件。第 2 年 4—6 月份分娩，此期正值春末夏初，气候温和，有利用于产妇顺利度过产褥期，使身体早日康复。

3. 孕前教育指导　孕前保健以提高出生人口素质、减少出生缺陷和先天残疾发生为宗旨，是为准备怀孕的夫妇提供健康教育与咨询、健康状况评估、健康指导为主要内容的保健服务。孕前保健是婚前保健的延续，是孕产期保健的前移。

二、围生期妇女健康管理和保健指导

围生期又称围产期,是指妊娠期(孕期)、分娩期、产褥期、哺乳期等的一段时期。围生期保健是为了保障母婴健康,应用医学和护理知识采取措施,组织实施与管理,保证对母婴系统管理和重点监护,降低围生儿和孕产妇的死亡率。

(一)孕期保健指导

孕期妇女保健的目的是保护孕妇在妊娠期能顺利承担因妊娠而增加的生理和心理负担,使孕妇和胎儿正常生长发育。社区护士主要是通过产前检查和产前健康教育,对孕妇进行孕期卫生指导、用药与性生活指导、自我监护指导和营养指导等。并对孕妇孕期常见的症状进行相应的护理。

(二)产前检查时间

自妊娠初期开始至妊娠结束,要建立孕妇保健卡,进行产前检查。在孕 13 周以前为初查时间;孕 14～27 周,应每 4 周一次;孕 28～36 周,应每 2 周一次;孕 36 周后每周一次。

(三)孕期卫生指导

1. 生理卫生指导

(1)活动　怀孕早期要注意安静,避免劳累、腹部受压,以防止引起流产。孕中期可适当运动,有助于增进肌肉张力和促进新陈代谢,但应以不引起疲劳为度。避免剧烈的跑、跳等活动。每天保障 8～9 小时的睡眠,午间休息 1～2 小时,睡眠时应侧卧,最好是左侧卧位,可以减少增大的子宫对腹主动脉及下腔静脉的压迫,使回心血量增加,保证子宫和胎盘有充分的血液供给,改善全身循环状况,减轻下肢水肿。

(2)衣着与卫生　孕妇衣着应宽松、舒适、透气性好。腰带不宜过紧,以免影响血液循环。不宜穿高跟鞋,因孕妇体重逐渐增加,身体重心前移,容易引起腰背痛、疲劳及跌倒,穿平底、轻便的鞋,既舒适又安全。孕妇的新陈代谢旺盛,汗腺及皮脂腺分泌增多,经常洗澡能促进血液循环并感到清洁舒适。妊娠期有阴道出血现象及妊娠 28 周以后,禁止盆浴,以防污水进入阴道,可行淋浴及擦浴。孕妇阴道分泌物增多,应每日清洁外阴并更换内裤。

(3)乳房护理　为保证产后正常哺乳,社区护士应给孕妇进行乳房护理的相关指导。乳房的护理包括清洗乳头、按摩乳房、矫正凹陷乳头(每日用一只手的食指与中指分开扶住乳头两旁固定乳房,另一只手的拇指及食指轻捏住乳头向外牵拉 1～2 次)。

(4)口腔保健　由于孕妇体内激素水平的改变,齿龈易肿胀出血,饭后及睡前应刷牙漱口,防止细菌滋生,应用软毛牙刷,动作应轻柔,可口服维生素 C。

2. 心理卫生指导　孕妇应保持良好的心态,不良情绪可导致胎儿发育不良、流产、低体重儿等。社区护士应了解孕期的心理反应,并根据早、中、晚不同孕期的心理需要,给予孕妇适当的支持与协助,使之心情舒畅。

(1)妊娠早期(孕 13 周末以前)　孕妇常有心理矛盾,对怀孕有不确定的感受。容易受外界环境、经济状况、周围人际关系的影响,情绪不稳定,易受暗示。社区护士应使孕妇了解这种矛盾的心情与身体的不适都是正常的,需要丈夫及其家人给予关心,同时应尽快适应怀孕,并建立对自己的信心。

(2)妊娠中期(孕 14 周至 27 周末)　这一期的孕妇已接纳怀孕的事实,适应能力增强,妊娠反应减轻,孕妇情绪相对稳定。对怀孕分娩的事极感兴趣,更由于胎动增加了对胎儿的期望,从而建立起母子一体的亲密感。此时社区护士应多给孕妇提供有关怀孕和分娩的知识以及与胎儿有关的信息,并分享孕妇对胎儿的想法与感受,解释其疑惑的问题,依孕妇的不同需要给予适当的建议。

(3)妊娠晚期(孕 28 周以后)　孕晚期孕妇常会感到自己很脆弱且易受伤害,对分娩感到恐惧、焦虑和不安。社区护士应鼓励孕妇表达内心感受,有针对性地进行心理护理。让孕妇了解分娩的知识,以减轻其焦虑和害怕的心理,提高自然分娩率。

3. 孕期用药与性生活指导　早期妊娠阶段是胚胎器官形成发育阶段,此期如果服药,多数药物可通过胎盘输送给胎儿,很容易因某些药物的作用造成某些器官细胞受损,从而导致胚胎停止发育、发育异常或功能异常。用药前须经医师指导,切不可自行随意滥用抗生素、抗肿瘤药、激素类和解热镇痛药物等。一旦出现妊娠并发症与妊娠合并症者时,则应在医生的指导下正确用药,避免因不用药而加重病情,给母子带来不良后果。

社区护士还应指导孕妇及其丈夫在妊娠期前 3 个月和妊娠 32 周以后避免性生活。因性生活的刺激可引起盆腔充血及子宫收缩而导致早期流产,妊娠晚期能诱发早破水、早产,并可能将细菌带入阴道导致产前、产时及产后的感染,给母婴带来危害。

4. 孕期自我监护　社区护士指导孕妇和其丈夫监护胎儿的健康情况,包括数胎动和听胎心率。孕妇自妊娠 18~20 周开始感觉到胎动,通过对胎动次数及强弱的观察,可及早发现异常。监护的方法是自妊娠 30 周开始,每日数 3 次,每次数 1 小时,每小时胎动 3~5 次,静坐或侧卧,注意力集中,每次胎动均记录,每日 3 次的胎动次数的总和乘 4(即 12 小时的胎动次数),如在 30 次以上,反映胎儿情况良好;如不足 30 次或继续减少,提示可能发生宫内缺氧情况,应及时到医院就诊,采取措施。指导丈夫用听诊器或将耳贴近腹壁听胎心音,最好每日定时听胎心音并记录,正常胎心率为 110~160 次/分,过快或过慢均属异常,应及时到医院就诊。

5. 孕期营养指导　研究证明孕妇营养充足,可减少孕期及产时某些合并症的发生,亦可减少低体重儿的出生,降低围产期胎儿及新生儿死亡率。孕妇营养不良,不仅影响胎儿发育,也影响出生后婴儿的体格发育及智力发育。因此必须合理而均衡地安排孕妇的膳食。在妊娠前 3 个月,不需要太多的营养物质,但要注意蛋白质、维生素、微量元素的补充,尤其是偏食或挑食的孕妇,要注意营养的均衡。在妊娠 6~10 周,有的孕妇会有明显的早孕反应,此时孕妇要注意身心放松,积极应对,了解规律,控制呕吐,少食多餐。应避免妊娠期盲目补充营养,减少咖啡、饮料及浓茶等摄入,戒烟酒,并避免被动吸烟。孕中期是胎儿迅速生长的时期,需要大量的营养物质,同时早孕反应结束,孕妇食欲旺盛,要摄入足够的营养物质,每日保证足够的热量、蛋白质、维生素等的摄入,及时补充钙、铁、锌、碘等元素,防止食盐摄入过量。孕晚期由于腹部膨隆,可以少量多餐。

6. 胎教　胎教是有目的、有计划地为胎儿生长发育实施最佳措施。现代科学技术对胎儿的研究发现,胎儿的眼睛能随送入的光亮而活动,触其手可产生收缩反应;外界音响可传入胎儿听觉器官,并能引起胎心率的改变。因此,有学者提出如下三种胎教方法。

(1)抚摸胎教　孕妇本人或者丈夫用手在孕妇的腹壁轻轻地抚摸胎儿,引起胎儿触觉上的刺激,以促进胎儿感觉神经及大脑的发育。

(2)对胎儿进行语言、音乐胎教,如聊天、播放轻音乐等。

(3)光照胎教,从孕 24 周开始,每天定时用手电筒(弱光)作为光源,照射孕妇腹壁胎头方向,每次 5 分钟左右,结束前可以连续关闭、开启手电筒数次,以利胎儿的视觉健康发育。

7. 孕晚期的保健指导

1)确定分娩地点　分娩地点的确定是产妇获得良好照顾的先决条件。如果产妇在分娩前未决定好分娩的地点,临产时才匆忙找医院,则可能增加分娩的危险,影响母子安全。因此社区护士应根据产妇的情况、地点的远近、接生人员及设备情况,在产前协助产妇及早确定合适的分娩地点。

2)识别分娩先兆　分娩是妊娠中最重要的环节,临近分娩前,孕妇往往会出现一些现象预示不久即将临产的症状,称之为分娩先兆,此时孕妇应去医院分娩。其症状如下。

(1)假临产　分娩前数日,子宫偶尔会有不规则的收缩,宫缩持续时间短且不恒定,间歇时间长且不规则;宫缩的强度不加强;常在夜间出现,白天消失;孕妇会感到下腹部不规则的疼痛或不适。给予镇静剂可以抑制假临产。

(2)胎儿下降感　随着胎先露下降入骨盆,宫底随之下降,多数孕妇会感觉上腹部较前舒适,进食量也增加,呼吸轻快。

（3）见红　正式临产前1～2日,因宫颈内口附近的胎膜与该处的宫壁分离,毛细血管破裂经阴道排出少量血液,与宫颈管内的黏液混合并排出,称之为见红,是分娩即将开始比较可靠的征象。

3）分娩的准备　孕妇在妊娠晚期对即将来临的生产常感到恐惧不安并伴有焦虑,因此社区护士应主动根据孕妇的需要,提供相关的知识与信息,以协助孕妇做好分娩准备。主要是协助孕妇对分娩过程及放松的方式有所准备,包括第一产程中胸式呼吸、腹式呼吸运动法,第二产程中增加腹压的方法等。社区护士要给孕妇介绍分娩的过程、每一时期的特点、孕妇的感觉及应采取的措施。目前有各种不同的方式可协助减轻分娩时的疼痛。所有方法都依据三个重要前提。

（1）孕妇在出现阵痛前便已得知将会发生什么情况,且已接受过宫缩时的呼吸运动训练,可减轻阵痛不适。

（2）如果宫缩时能够使腹部保持放松,阵痛不适便可减少。

（3）疼痛感觉可借分散注意力的技巧而得到改善。

三、产褥期妇女健康管理和保健指导

产妇一般在医院恢复1～7日后即回家继续休养。产妇要恢复到孕前状态需要6周时间。产褥期是产妇身体各器官自身恢复的时期,同时还要哺育婴儿,加之产后角色的改变,产妇心理压力较大。由于新生儿的诞生给孕妇和家庭带来了新的心理、社会适应问题,因此社区家庭中产褥期保健十分重要,社区护士应通过产后家庭访视对产妇提供良好的产褥期保健。

（一）产后访视的频率

产后访视至少3次,第一次是在出院后3日内,第二次在产后14日,第三次在产后28日,产妇应在产后42日去医院做产后健康检查。

（二）产后访视的内容

1. 产褥期检查

1）一般情况和生命体征监测　了解产妇的精神状况、睡眠,饮食及大小便情况;观察产妇产后体温、脉搏、呼吸和血压的变化。分娩的劳累和消耗可使产妇体温在产后24小时内略有升高,一般不超过38 ℃。产后3～4日因乳房肿胀,产妇体温有时可达39 ℃,但持续时间最多不超过12小时,如产后体温持续升高,要查明原因,与产褥感染鉴别。产妇脉搏较孕期减慢且规律,为60～70次/分,呼吸深慢,一般为14～16次/分。初次与第二次访视中均应测血压,发现产后血压升高应给予处理。

2）生殖器官的检查

（1）子宫收缩　评估产褥期第一天子宫底为平脐,以后每天下降1～2 cm,产后10～14日降入骨盆,耻骨联合上方扪不到子宫底。如不按期复旧或有压痛,提示有异常情况发生,应指导产妇就医。

（2）恶露　评估产后随子宫蜕膜的脱落,含有血液及坏死蜕膜组织的血性液体经阴道排出称为恶露,血性恶露持续3～7日,浆液性恶露7～14日,白色恶露14～21日,产后3周左右干净。如果血性恶露增多,持续时间过长,有臭味或量减少后又增加,并伴发全身症状如发热等,提示可能有产褥热,应立即就医。

3）乳房的检查　检查产妇哺乳方法是否正确,检查乳头是否皲裂,乳腺管是否通畅,乳房有无红肿、硬结及乳汁的分泌量等。

4）产后排尿功能的检查　剖宫产、滞产、使用产钳助产的产妇要特别注意排尿功能是否通畅,预防尿路感染,指导产妇多饮水。

2．产褥期生活保健

（1）环境　产妇应有冷暖适宜、安静舒适的休养环境，经常通风换气，使室内空气新鲜。保持适宜的温度和湿度，避免冬季产妇受凉或夏季中暑。

（2）卫生指导　产妇应每天坚持梳洗、刷牙，勤换衣服及床单，并保持干燥；注意外阴的清洁卫生，每日应冲洗外阴，使用消毒会阴垫，保持会阴部清洁，预防感染。

（3）活动指导　产后 24 小时内以卧床休息为主，第 2 日可在室内走动，并可做产后健身操。剖宫产或行会阴侧切的产妇可推迟到第 3 日起床稍活动，待伤口愈合后做产后健身操，有助于体力恢复、排便排尿，避免或减少静脉栓塞的发生，而且能帮助恢复盆底及腹肌的张力。

（4）饮食指导　产妇饮食要清淡，易于消化，营养丰富。特别要保证足够的热量、蛋白质和维生素，增加汤类食物可促进乳汁分泌。

（5）避孕指导　产褥期不宜性交，哺乳期要坚持避孕。避孕工具以避孕套为好。

3．产褥期心理保健　产妇产后数天至数周可因各种原因发生心理障碍，包括产后沮丧和产后抑郁。国外报道产后抑郁发病率高达 30％，它是一组非精神病性的抑郁综合征，表现为易哭、对事物缺乏兴趣、情绪低落、失眠、社会退缩行为、自责自罪等。不仅影响家庭功能和产妇行为，严重者还可危及产妇和婴儿的健康与安全。由于产后抑郁持续时间较长，因此，产后不仅要给予生理上的保健护理，也应在心理与社会等方面采取相应的护理措施。

（1）倾听产妇诉说心理问题，做好产妇心理疏通工作。

（2）解除产妇不良的社会、心理因素，减轻心理负担和躯体症状。

（3）对于有不良个性的产妇，给予相应的心理指导，减少或避免精神刺激，减轻生活中应激压力。

（4）发挥社会支持系统的作用，改善家庭关系，改善家庭生活环境。

（5）促进和帮助产妇适应母亲角色，指导产妇与婴儿进行交流、接触，为婴儿提供照顾，培养产妇的自信心。

（6）高度警惕产妇的伤害性行为，注意安全保护，避免危险因素。

（7）必要时转介至专业心理医师或到精神卫生机构治疗。

4．母乳喂养指导　母乳含有婴儿出生后 4～6 个月内所需的全部营养物质，各种营养成分易消化吸收；母乳含有免疫抗体可防止婴儿发生腹泻、呼吸道和皮肤感染。母乳喂养时婴儿与母亲皮肤的频繁接触，促进母婴间情感的联系，对婴儿建立和谐、健康的心理有重要作用。同时母乳喂养也有利于产妇健康，可促进子宫复旧，预防产后出血，延长生育间隔；降低母亲患乳腺癌、卵巢癌的危险性。

1）分娩前　应及早向孕妇及家属宣传母乳喂养的意义，消除顾虑，纠正其错误认识并进行指导；检查乳房及乳头。指导孕妇营养要有足够的热量、蛋白质、纤维素及矿物质等。

2）分娩后　应在分娩后半小时内进行第一次吸吮，提供母婴同室。哺乳前，应洗手并将乳房和乳头用温开水清洗。出生的头几天，初乳已足够婴儿的需要，不必加其他辅食；喂奶前不喂糖水，一般哺乳姿势应是母亲和婴儿的体位舒适，母亲的身体与婴儿相贴近，母亲的脸应与婴儿脸相对，看着婴儿吃奶，防止婴儿鼻部受压。每次哺乳后，常规挤 1～2 滴乳汁涂抹乳头与乳晕，可防皲裂；每次哺乳后须将新生儿竖抱起，轻拍背部 1～2 分钟，排出胃内空气以防吐奶。

3）按需哺乳　指导产妇母乳喂养次数没有限制，应按需哺乳，夜间坚持哺乳，以促进乳汁分泌。对即将恢复工作的母亲，要指导她们继续母乳喂养的方法，不因上班而停止哺乳。

4）母乳的分泌量与浓度　可受母亲的年龄、营养状况、心理状况和工作紧张等因素的影响。很多母亲的乳汁在营养方面不够婴儿的需要，因此必须注意指导母亲各种营养素的摄取，协助设计食谱，以维持乳汁营养的浓度。

5）哺乳期乳房的处理

（1）乳房肿胀　常因乳腺管不畅所致乳房形成硬结,乳汁淤积或因感染出现早期炎症,结合全身情况,检查局部。针对不同情况做出不同处理,先用温热毛巾湿热敷配以按揉乳房,促使乳汁流畅,也可行理疗;如属感染则加用抗生素;轻者继续哺乳。

（2）乳头皲裂　初产妇或哺乳方法不当,容易发生。轻者可继续哺乳,每次哺乳后应在皲裂处涂敷乳汁,皲裂严重者可暂停哺乳,但要保持泌乳。

（3）乳汁不足　早期吸吮乳汁为初乳,量少;产后 2～3 天后才逐渐增多。因此应鼓励产妇频繁地让婴儿吸吮乳头,做到按需哺乳;同时注意营养的摄入,与婴儿同步休息,奶水就会逐渐增多。

（4）产妇因病不能哺乳　需退奶的方法:己烯雌酚 5 mg,口服,每日 3 次,连续 2 天。此外,还可用生麦芽 60～90 g,水煎服,每日一剂,连服 3～5 天,配合退乳。

四、围绝经期妇女健康管理和保健指导

围绝经期是指妇女从接近绝经时出现的与绝经有关的内分泌、生物学和临床特征至绝经后一年内的时期。一般发生在 45～55 岁之间,可以分为绝经前期、绝经期及绝经后期。

（一）围绝经期妇女特点

1. 生理特点

（1）内分泌及生殖器官的改变　随着年龄的增长,卵泡数目减少,雌激素水平下降,子宫肌层和内膜层逐渐萎缩,子宫也随之变小。外阴皮肤干皱,皮下脂肪变薄。阴道干燥,皱襞变平,盆底松弛。

（2）绝经　一般年龄超过 45 岁,月经停止一年以上者称为绝经。绝经类型可分为自然绝经和人工绝经,绝大多数为自然绝经。

2. 心理特点　围绝经期妇女随着体内内分泌激素的变化,会出现心理状态的改变,不同职业妇女其心理及情绪反应也不同,情绪平衡对围绝经期症状的轻重程度、持续时间均有一定影响。

1）情绪变化

（1）焦虑心理　紧张、焦虑是围绝经期妇女常见的一种情绪反应。这种情绪反应是自主神经系统受到刺激的结果。有的妇女甚至以"生气""敌对"的情绪来反映焦虑。

（2）悲观心理　以脑力劳动为主的妇女往往因记忆力减退,影响工作而产生悲观的想法,表现为易激动、情绪低落、情感脆弱。

（3）行为改变　个性改变及情绪不稳定,包括忧虑、多疑、自私、孤独及情绪不稳定、唠叨、急躁甚至有自杀的念头。

2）精神障碍

（1）忧郁症　常表现为情绪忧郁、焦虑和紧张不安、坐卧不宁、终日惶惶不安似有大祸临头的感觉,常悲观厌世,感到生活几乎不能忍受,自杀企图严重。

（2）偏执状态　常见的有嫉妒妄想、迫害妄想和疑病妄想。涉及对象是家庭成员或关系密切的近邻、同事。常表现为情绪易激动、紧张,并发生冲动行为,如拒食、自伤、伤人等。

（二）常见症状与保健指导

各个妇女有不同的围绝经期经历。所有妇女都有的唯一变化是月经周期的停止,绝经期症状是指在绝经前后出现的,一系列以自主神经系统功能紊乱为主的症候群。

1. 常见症状

（1）血管舒缩失调症状　潮热、出汗为典型症状,面部和颈部、胸部皮肤阵阵发红,伴有烘热,继之出汗,持续时间短则数秒,长则数分钟,症状轻者每日发作数次,重者每日十余次或更多。

（2）泌尿生殖器的萎缩症状　绝经后妇女阴道黏膜萎缩、变薄,分泌物减少,致性交不适、性交困难或发生阴道炎。部分绝经后期妇女出现尿道炎、尿失禁或尿频。

知识链接
3-1-1

（3）月经变化　绝经前70%妇女出现月经紊乱，多为月经周期不规则，持续时间及月经不一，如出血过多过频，会出现头昏、乏力、心悸、失眠等贫血症状，从而扰乱正常生活，影响身心健康。

（4）其他症状　除上述症状外，部分妇女还可能出现精神紧张、心悸、抑郁、乏力、失眠、注意力不集中、头晕等症状。还会出现皮肤、毛发和体型的改变等。

2. 保健指导

（1）加强健康教育　社区护士通过各种健康教育方法，对围绝经妇女及其家属进行有关围绝经期知识的健康教育，使她们了解到围绝经期是一个正常的生理阶段，是不可避免的客观规律，经历一段时期，通过神经内分泌的自我调节达到新的平衡时，症状就会消失，解除患者不必要的顾虑。指导患者参加力所能及的体力和脑力劳动，保持良好的生活习惯，坚持适当的体育锻炼，均有助于其分散注意力，缓解不适。

（2）心理指导　社区护士利用家庭访视和患者交谈的机会，建立互相信赖的护患关系，使其能充分宣泄自己的情绪与表达机体的不适，关心、理解她们，解答她们的疑问，消除心理恐慌，缓解家庭成员的焦虑。社区护士应有针对性地提供保健指导，帮助她们正视此期的心理问题，保持愉快的心境和乐观开朗的精神状态，调整情绪，顺利渡过围绝经期。

（3）用药指导　围绝经期妇女易出现骨质疏松，除鼓励其坚持到户外活动，多晒太阳外，每日宜补充钙1 g，同时加服维生素D，可减少因雌激素水平降低所引起的骨质疏松，对防止骨质丢失和减少骨折危险起到作用。围绝经期补充雌激素是针对病因的预防性措施，因此要做好激素类药物治疗的护理十分重要。社区护士要向患者介绍用药目的、药物剂量、用法及可能出现的副作用。对长期使用雌激素治疗者定期进行随访，并及时调整用药以寻求于个体的最佳剂量，以防不良反应发生。

（4）饮食指导　建议食用各种平衡膳食，以此降低心血管疾病、肿瘤和肥胖等慢性病发生的风险。要限制糖、盐、酒和动物脂肪的摄入，注意补充钙质。同时应多到户外活动，多晒太阳，以补充足够蛋白质，并减慢骨钙的丢失。

（5）妇女常见疾病筛查　此期妇女容易出现心血管疾病、肿瘤等情况，社区护士要制定定期查体计划，进行妇科常见病、多发病的普查，每年至少一次妇科检查，有选择地进行宫颈细胞学检查、超声检查及血、尿或内分泌检查等，并通过健康咨询、专题报告等健康教育形式，让围绝经期妇女了解相关疾病的早期表现，掌握自我监护的方法，做到早期发现、早期治疗。

要点小结

通过本节学习，能全面细致广泛进行妇女保健宣教。围婚期妇女主要是进行婚前检查、选择最佳受孕时期。围生期妇女主要包括孕期保健指导、产前检查时间及孕期卫生指导。产褥期妇女主要是家庭访视的时间和访视的内容。家庭访视的时间是出院后3日内、产后14日和28日、42日去医院做产后健康检查。家庭访视的内容包括产褥期检查、产褥期生活保健、心理保健和母乳喂养指导。对围绝经期妇女则进行该阶段相关保健知识健康教育，尤其是日常生活及用药的指导。

参考文献

［1］　李春玉，姜丽萍. 社区护理学［M］. 4版. 北京：人民卫生出版社，2017.

［2］　刘晓英. 社区护理学［M］. 武汉：华中科技大学出版社，2016.

（齐玉梅）

能力测试
3-1

PPT

3-2

微课 7

任务二　具备儿童健康管理和保健指导能力

🏥 能 力 目 标

1. 能说出新生儿期、婴儿期、幼儿期、学龄前期的定义,掌握各月龄常规免疫程序内容。
2. 能学会小儿常见病的防治,基本掌握各年龄段儿童保健指导。
3. 能运用生长发育监测技能,为 0～6 岁儿童进行健康体检。

案 例 引 导

　　新生男婴,5 日龄,足月分娩。从产科医院回到家中后,其父接到社区卫生服务中心护士小王的电话,预约家庭访视的时间。其父产生疑问:刚从三级医院回家,为何又要来给宝宝检查? 如果您是这名护士小王,您会怎样做。问题:

　　1. 怎样向父母介绍新生儿访视的内容?
　　2. 新生儿父母询问新生儿时期的生长发育特点,您如何回答?
　　3. 为了让新生儿能够健康成长,您需要如何对其父母进行喂养指导?

案例答案

3-2-1

　　社区儿童保健是社区卫生服务人员根据儿童不同时期的生长发育特点,以满足儿童健康需求为目的,为提高儿童生命、生存质量所提供的系统化服务。

　　依据三级预防的原则,社区儿童保健管理工作主要采取分级、分段管理。提供服务的主体为社区卫生服务中心,二级妇幼保健机构对社区儿童保健工作提供业务指导。《国家基本公共卫生服务规范》中明确要求,0～6 岁儿童健康管理和预防接种为基本卫生服务内容之一。其中儿童健康管理又可包括新生儿家庭访视、生长发育监测、营养评价和指导、行为发育筛查、高危儿童筛查和管理、健康教育等。但目前全国儿童保健服务工作开展不平衡,中东部地区与西部及贫困地区服务内容有明显差异。

一、儿童健康管理

　　社区儿童健康管理的实质是实施儿童保健。其工作目标是在控制对儿童生命和健康构成威胁的各种疾病基础上,以儿童生命成长周期为框架,关注环境和社会因素,发展和实现儿童生长潜能,促进儿童身心健康。

(一) 儿童生长发育的监测

　　儿童体格生长是一个连续性的过程,但生长速度不完全相同且各器官系统发育不平衡。儿童的生长发育受遗传与环境影响,存在个体差异。社区护士应对社区内所有新出生的儿童进行建档注册,并采用儿童生长发育监测图有计划、定期、连续地评估儿童生长发育的情况和健康状况。结合检查结果,指导家长对儿童进行合理喂养,引导家长主动参与子女的健康保健。

　　1. 1 岁以内生长发育监测的时间　新生儿出院后 1 周内,进行家庭访视;出生后 1 个月、3 个月、

Note

6 个月、8 个月、12 个月时进行健康检查;1～3 岁期间每半年做一次健康检查(每年 2 次);3～6 岁每年做一次健康检查。0～6 岁儿童健康检查要点流程表详见表 3-2-1。

表 3-2-1　0～6 岁儿童健康检查要点流程表

检查部位	出院 7 天内	满月	3月龄	6月龄	8月龄	12月龄	18月龄	24月龄	30月龄	36月龄	48月龄	60月龄	72月龄
皮肤	是否有胎记、色素异常、黄疸、苍白、皮疹、湿疹、增大淋巴结				面色是否红润,每年一次血常规检查								
四肢	检查上下肢活动是否良好且对称						观察步态是否正常						
头部	检查头围、囟门及颅缝		12 个月内要测量头围。佝偻病的乒乓颅可在 5～6 个月出现,方颅在 7～8 个月多见。囟门多在 1.5 岁内闭合										
口腔	是否有唇腭裂、高腭弓、诞生牙和新生牙、口腔炎症和鹅口疮		检查口腔炎症、出牙数,进行口腔卫生教育			检查口腔炎、出牙数、龋齿数,进行口腔卫生教育							
眼睛	是否流泪、有分泌物,充血		是否流泪、有分泌物、发炎、斜视								视力筛查		
听觉	新生儿听力筛查及复查		6 月龄、12 月龄、24 月龄、36 月龄各做一次听力筛查										
胸部	畸形,心音异常及心脏杂音		畸形、佝偻病体征(肋骨串珠、肋软骨沟、鸡胸、漏斗胸等)、心音异常及心脏杂音										
脐部	脐带是否脱落,是否有感染、脐疝	是否有脐疝											
腹部			是否有肝脾肿大,包块										
外生殖器及肛门			畸形、小阴唇粘连、阴囊水肿、隐睾症、腹股沟疝等即转诊										
手及足部	检查手指、足趾数目,是否有赘肉;畸形足		是否有活动性佝偻病(手镯征、"O"形及"X"形腿)										
脊柱	是否有脊膜膨出		是否有脊柱侧弯										
体格发育评估			体格发育评估为"下"者,进行干预或转诊										
大运动法与评估	——————		抬头	翻身、坐	坐好	站	走、上楼梯	上楼梯	跑	双脚跳	——————		

2. 生长发育监测的内容

1) 询问个人史及既往史

(1) 生长发育史　包括动作和语言发育。动作发育评估何时会抬头、翻身、独坐、爬行、站立、行走、上台阶、跑跳等;语言发育评估何时会笑、认人、认物、发音用词等。

(2) 喂养史　包括喂养方式,奶量是否充足,喂养习惯、辅食添加的时间、种类和数量,是否给予鱼肝油或维生素 D、钙粉等。

（3）预防接种史　预防接种的种类和次数。

（4）疾病情况　有无出生缺陷、遗传代谢病及传染病。目前是否患病，患病的时间、转归等情况。

2）监测指标及评价监测指标　包括身高、体重、头围、囟门、胸围、坐高、中上臂围、皮下脂肪厚度等，根据评价标准评价小儿的生长发育情况。在操作上，强调规范测量技术，定期校正测量工具以确保测量值准确。

3）全身各系统检查

（1）头部检查　是否有颅骨软化、囟门闭合情况；眼睛有无斜视和沙眼；耳的听力情况；口鼻腔黏膜有无异常；出牙的时间、颗数和龋齿情况。

（2）胸部检查　有无鸡胸、漏斗胸、串珠、肋外翻等；听心率、心脏杂音及呼吸音。

（3）腹部检查　肝、脾大小，腹膨隆及包块。

（4）外生殖器　有无畸形，男婴有无包茎，隐睾、鞘膜积液、疝气；女婴检查外阴有无异常及分泌物。

（5）脊柱和四肢检查　脊柱有无畸形，有无"X"形或"O"形腿，有无先天性髋关节脱位。

4）智力筛查　每年一次，常采用丹佛发育筛查试验（Denver developmental screening test，DDST）、0～6岁儿童智力发育筛查测验、由父母完成的发育筛查工具等。

5）实验室检查　一般于出生后6个月、12个月检测血红蛋白，1岁以后每年检查一次，及早发现并纠正儿童贫血。根据儿童具体情况选择性地做血钙、血磷、碱性磷酸酶、微量元素等检查。

3. 生长发育监测的技能

（1）体重测量方法　每次测量时应除去鞋帽，减少衣服的重量，测得结果与前次比较，结果悬殊时当即进行复查核实。体重计应为落地式的 50 kg 杠杆秤，灵敏度最多不得超过 50 g，测量结果精确至小数点后两位。

（2）身高测量方法　3岁以下小儿采用卧位测量身长，测量时要脱去鞋袜，仅穿单裤（或不穿）。仰卧于量床底板中线上，助手固定幼儿头部，使其接触头板，孩子脸朝上，两耳在一水平线上。测量者位于小儿右侧，左手握住其双膝，使双下肢互相接触并贴紧底板。右手移足板，使其接触两侧足跟。双侧有刻度的量床要注意两侧读数的一致。3岁以上小儿与青少年测量身高时，被测者脱去鞋帽、衣服，仅穿背心和短裤，站立于木板台上，取立正姿势。两眼视线向前，胸部稍挺起，腹部微后收，两臂自然下垂。手指并拢，脚跟靠拢。脚尖分开约 60°。脚跟、臀部、肩胛骨几个点同时接触立柱。测量者手扶滑测板使之轻轻向下移动，直到板底与颅顶相接触，注意测量者需平视读取滑测板所示数值。以厘米（cm）为计数单位，测量结果精确至小数点后一位。

（3）头围测量方法　小儿取坐位或仰卧位，测量者位于小儿前方或者右侧，用左手拇指将软尺零点固定于头部右侧眉弓上缘处，软尺经枕骨粗隆及左侧眉弓上缘回至零点。读取软尺与零点重合处的读数，以厘米为计数单位，精确到小数点后一位。注意测量时需脱帽，测量软尺应贴紧皮肤，长发或梳辫者应将头发在软尺经过处上下分开，使软尺紧贴头皮。

（4）听力筛查方法　筛查方法包括耳声发射测试技术、听性脑干反应、中耳声导抗测试技术、听觉行为测试。国际上广泛采用前两种方法单独或合并使用，国内社区多采用听觉行为观察测听。

（5）视力检测方法　婴儿刚出生时，眼睛各部位组织和功能均未发育成熟。多数婴幼儿眼睛属正常或轻度远视。大约 6 岁以后，儿童视力发育趋向完善，逐渐从远视眼向正视眼发展。

视力检查可按年龄大小选择不同方法：新生儿视力检查可用转鼓（视动性眼震仪）；18 个月以内幼儿可选择条斑视力表；18 个月至 3 岁儿童可用点状视力盘；3 岁以后则用标准视力表或对数视力表进行检查。

视力检查时应遮盖一眼（一般先查右眼再查左眼），视力表的对照表要充足。被检查者距视力表为 5 m，国际视力表上第 10 行（1.0）高度应与被检查者两眼向前平视时的高度大致相等。若被检查

知识链接
3-2-1

者能看清表上第 10 行的全部视标,则视力为 1.0,如还能看清第 11 行(1.2 行)半数以下的视标时则为 1.0+,如能辨认第 11 行半数以上的视标,视力记作 1.2-,其余以此类推。如果连最大的视标(0.1)也不能辨认时,可以让被检查者向前靠近视力表,直到刚能看清最大视标为止,记录距离,并按下列公式计算其视力:视力=[被检眼与视力表距离(m)]×0.1/5。

（6）小儿智力发育筛查方法　小儿智力发育筛查工具主要采用的是美国丹佛发育筛查试验量表。

（二）儿童免疫规划

为适应我国预防接种工作发展需求,并与国际接轨,我国引入了免疫规划的概念。现已用国家免疫规划代替计划免疫一词。其含义是指按照国家或者省级确定的疫苗品种、免疫程序或者接种方案,在人群中有计划地进行预防接种,以预防和控制特定传染病的发生和流行。

1. 儿童常规免疫程序　我国从 1950 年开始实施儿童计划免疫程序,于 1978 年、2007 年和 2016 年根据疫苗的生物学特点和免疫效果、传染性疾病流行病学的特征、机体免疫应答反应能力,以及具体实施条件等因素进行了多次修订。以达到充分发挥疫苗的免疫效果、节省疫苗、减少浪费、降低预防接种的异常反应的目的。我国儿童常规疫苗程序(2016 年版)见表 3-2-2。

表 3-2-2　中国儿童常规疫苗程序(2016 年版)

疫苗种类		接种年龄或月龄														
名称	缩写	出生时	1月龄	2月龄	3月龄	4月龄	5月龄	6月龄	8月龄	9月龄	18月龄	2岁	3岁	4岁	5岁	6岁
乙肝疫苗	HepB	1	2					3								
卡介苗	BCG	1														
脊灰灭活疫苗	IPV			1												
脊灰减毒活疫苗	OPV				1	2								3		
百白破疫苗	DTaP				1	2	3				4					
白破疫苗	DT															1
麻风疫苗	MR								1							
麻腮风疫苗	MMR										1					
乙脑减毒活疫苗	JE-L								1			2				
或乙脑灭活疫苗1	JE-I								1,2			3				4
A群流脑多糖疫苗	MPSV-A							1		2						
A群C群流脑多糖疫苗	MPSV-AC												1			2

续表

疫苗种类		接种年龄或月龄														
名称	缩写	出生时	1月龄	2月龄	3月龄	4月龄	5月龄	6月龄	8月龄	9月龄	18月龄	2岁	3岁	4岁	5岁	6岁
甲肝减毒活疫苗	HepA-L										1					
或甲肝灭活疫苗2	HepA-I										1	2				

注:1. 选择乙脑减毒活疫苗接种时,采用两剂次接种程序;选择乙脑灭活疫苗接种时,采用四剂次接种程序。乙脑灭活疫苗第1、2剂接种间隔7~10天。

2. 选择甲肝减毒活疫苗接种时,采用一剂次接种程序;选择甲肝灭活疫苗接种时,采用两剂次接种程序。

针对传染力强、危害严重的疾病,政府免费向公民提供此类疫苗。公民应按照政府规定接种的疫苗为第一类疫苗。包括卡介苗、乙肝疫苗、脊髓灰质炎疫苗、百白破联合疫苗、白破疫苗、麻风疫苗、麻腮风疫苗、流脑、乙肝疫苗和甲肝减毒活疫苗。除以上疫苗外都属于二类疫苗,需要公民自费并自愿受种,如水痘疫苗、流感疫苗、肺炎疫苗等。二类疫苗针对传染病同样具有较好的预防效果。可由家长根据儿童健康需要、自身经济能力,自主决定是否接种,并承担相应疫苗和接种服务费用。需要注意一类疫苗与二类疫苗不建议同时接种,两者接种时间应间隔至少15天。

2. 预防接种的实施

1）建立预防接种卡　社区护士应为所辖地段的儿童建立预防接种卡,详细记录各种疫苗或菌苗的接种日期、次数、初种或复种,防止漏种或重复接种。

2）积极开展预防接种宣传　根据儿童免疫程序确定接种对象,并采取预约、通知单、电话、手机短信、网络、口头、广播通知等方式,通知儿童监护人,告知接种疫苗地种类、时间、地点和相关要求。

3）接种前准备　接种治疗室应宽敞、明亮、整洁,室内温度适宜,以保证儿童不易受凉。接种者应掌握疫苗的特点、接种注意事项、接种反应的处理。对家长说明接种中及接种后可能出现的反应及处理措施。认真询问病史,注意接种的时间、间隔及次数,及时发现禁忌证。准备接种所需疫苗（菌苗）、口服、注射所需用品、急救药品等。

4）接种时工作

（1）实施接种者应衣帽整洁,洗手,戴口罩。

（2）认真核对接种卡、接种对象、接种疫苗或菌苗的品种、询问儿童健康状况,并根据情况向其本人或监护人提出医学建议。

（3）做好解释工作,取得合作。严格按接种操作程序实施疫苗接种并注意接种后的反应。

5）接种后工作　在接种卡上登记接种疫苗名称及日期及批号等。向家长交代接种后的注意事项,预约下一次接种时间及疫苗种类等。

3. 预防接种的注意事项

（1）接种后,受种者在接种现场观察30分钟,无异常反应后方可离开。

（2）开启的疫苗应尽快使用,因其在室温下放置2小时左右会失去活性。对已启封但未用完的疫苗应按规定废弃。冷藏容器内未开启的疫苗做好标记,放冰箱保存,于有效期内在下次接种时首先使用。

（3）接种活疫苗、菌苗时不能用碘酊而应选择75%乙醇进行皮肤消毒。

（4）预防接种禁忌证　为减少异常反应的发生,在不断改良疫苗的同时,需掌握预防接种的禁忌证。禁忌证分为相对禁忌证、绝对禁忌证和特殊禁忌证。每种疫苗的禁忌证不尽相同,需在接种前了解每种疫苗的禁忌证,避免不必要的异常反应发生。

①相对禁忌证　活动性肺结核、腹泻、发热、急性传染病待康复后可接种。

②绝对禁忌证　对有明确生物制品过敏史或自身免疫性疾病、恶性肿瘤、神经病、精神病、免疫缺陷患者不能接种疫苗。

③特殊禁忌证　是指针对某一种生物制品不可使用,如结核患者不能接种卡介苗、有惊厥史儿童不能接种百白破疫苗等。

4. 预防接种反应　无论何种类型的疫苗,预防接种刺激机体产生免疫反应,接种后会引起机体不同程度的局部或全身反应,分为正常反应和异常反应。

1) 正常反应

(1) 局部反应　在接种疫苗后 24 小时左右局部发生红、肿、热、痛等现象,如红肿直径大于 5 cm,可伴有局部淋巴结肿痛,应进行热敷。接种活菌(疫)苗后局部反应出现时间晚,持续时间长。

(2) 全身反应　表现为发热,体温在 38.6 ℃ 以上为强反应。此外,少数儿童可出现头痛、呕吐、腹泻等症状。全身反应可对症处理,注意休息,多饮水。如高热持续不退,应到医院诊治。

2) 异常反应

(1) 晕厥　多发生于空腹、精神紧张的儿童,由于不良刺激引起反射性周围血管扩张所致的一过性脑缺血,在接种时或数分钟内出现头昏、面色苍白、出冷汗、手足冰凉、心跳加快等症状。晕厥发生后让儿童平卧,服温开水或糖水,密切观察生命体征,一般可在短时间内恢复。

(2) 过敏性休克　如出现面色苍白、呼吸急促、血压下降、心率加快等症状,确定发生过敏性休克时,须立即遵医嘱用肾上腺素、糖皮质激素和抗过敏药物进行抢救治疗。

(3) 过敏性皮疹　可在接种后数小时至数日内出现荨麻疹、丘疹、红斑甚至疱疹,需根据皮疹严重程度进行抗过敏治疗。

(4) 继发感染　有原发性严重缺陷或继发性免疫防御功能遭受破坏时,接种活菌(疫)苗后可扩散为全身感染此种病菌。

二、各年龄阶段儿童特点与保健

(一) 新生儿期的特点与保健

从胎儿娩出后脐带结扎到出生后满 28 天称为新生儿期。

1. 生长发育特点　出生后 2～4 天可出现生理性体重下降,多在出生后 7～10 天恢复出生体重。生后 3～4 天出现新生儿黄疸,脐带脱落。食管下部括约肌松弛,胃呈水平位,幽门括约肌较发达,易出现吐奶、溢奶。

(1) 体格生长　我国正常新生儿出生平均体重为 3.20～3.30 kg,平均身长 50 cm,平均头围 34 cm。出生一个月内,婴儿身长增长约 4 cm。体重增长 1.0～1.7 kg,体重增长不满 0.5 kg 者需积极寻找原因。头围增长 2～3 cm,头围过小过大均需密切注意。头围过大和(或)增长过快要警惕脑积水、脑肿瘤。头围过小、速度过慢要警惕小头畸形、脑发育不良等。

(2) 感知觉发育　新生儿眼对光反射敏感,出生时已具备眨眼反射和瞳孔反射。可短暂注视 20～25 cm 距离内的物体。

(3) 动作和运动发育　新生儿俯卧时能抬头 1～2 秒。能够双手握拳。

(4) 语言与社会发展　出生 10 天内,新生儿就能区别语音和其他声音。出生一个月内,新生儿的哭是与成人交流的一种形式,但此时哭声没有分化,成人不易理解其需求。

2. 保健指导

1) 营养与喂养

(1) 了解新生儿喂养情况,鼓励和指导母亲坚持母乳喂养。喂养的时间和次数以婴儿需要为准,一般一昼夜不应少于 8 次。每次哺喂应保证一侧乳房乳汁被吸空后再换另一侧乳房,保证婴儿吸到富含脂肪的后奶。亲自观察一次母乳喂养全过程,注意哺喂姿势,吸吮部位,及时进行指导并解决喂养中的问题。

(2)告知母亲喂奶前须洗手,常洗澡,勤更衣。若发现母亲乳头异常(乳头凹陷、平坦、皲裂等),给予妥善处理。不要给婴儿吸吮橡胶乳头,不鼓励使用安慰奶嘴。

(3)根据婴儿体重增加和小便次数客观地判断其哺乳量是否充足。应耐心传授促进乳汁分泌的方法。鼓励尽量以母乳喂养婴儿。正常情况下,提醒母亲不能给婴儿喂糖水、蜂蜜水、草药等液体。确实无法母乳喂养者,可用婴儿配方奶。

(4)指导母亲掌握哺乳方法,哺乳后竖抱小儿并轻拍背部,待胃内空气排出后,使小儿取右侧卧位,防止发生呛咳引起窒息。

(5)为预防维生素 D 缺乏性佝偻病,新生儿出院后即可开始口服维生素 D,每日 400～500 IU。若早产儿生后即加服维生素 D,每日 800～1000 IU,3 个月后改为 400～500 IU。

2)注意保温,避免过暖　新生儿体温调节中枢发育不完善,体温常因外界环境变化而变化。若环境温度过低或保温不好,会使其体温过低,致使皮下脂肪硬化导致硬肿症。新生儿室内温度应为 22～24 ℃,相对湿度为 55％～65％,居室应阳光充足,保持良好通风。用柔软、浅色、吸水性强的棉布制作衣服、被褥和尿布,避免使用合成制品或羊毛织物,以防过敏;衣服式样应简单宽松,易于穿脱,不妨碍肢体活动。

3)预防感染　新生儿因免疫功能不足、抵抗力弱,容易发生感染。脐带一般在出生后 5～8 天自然脱落。脐带未脱落前不要浸湿,以免感染。脐带残端应保持清洁干燥,脱落后,若有黏液或少量渗血,可用碘伏涂抹,如有肉芽组织可用硝酸银局部烧灼,促其脱落。预防呼吸道感染,保持新生儿居室空气新鲜,温湿度适宜。母亲喂奶前要洗手,清洗乳头。奶具要及时消毒干净备用。尿布以白色为宜,便于观察大小便的颜色,且应勤换勤洗,保持臀部皮肤清洁干燥,避免红臀引起皮肤感染。

4)避免意外伤害　窒息是新生儿最常见的意外伤害,与溢乳、呕吐物吸入和包裹过紧、过厚、过严等有关。如果发现新生儿发生意外窒息,应迅速去除引起窒息的原因,保持呼吸道通畅,若新生儿心跳呼吸停止,立即做心肺复苏,同时送往医院抢救。

5)加强新生儿抚触　多搂抱抚摸新生儿,给予充分的皮肤刺激。指导父母用双手对小儿进行有顺序、有手法技巧的触摸。抚触时要确保舒适安静,可播放轻柔的音乐,保持室温 25 ℃左右,每次抚触时间 20 分钟左右。抚触时要注意以微笑和丰富的表情与新生儿交流。

6)注意异常信号　若新生儿出现很少舞动四肢、身体软弱无力或者僵硬、遇到强光时不会眨眼、不会注视眼前的人或物、对响亮的声音没反应。建议转诊上级医院进一步检查治疗。

(二)婴儿期的特点与保健

自出生后满 28 天至 1 周岁称为婴儿期,又称为乳儿期。

1. 生长发育特点　婴儿期生长速度快,是体格生长第一高峰期。

(1)体格生长　在 1～3 个月,婴儿继续保持新生儿时期的快速生长速度,平均每个月体重增长可达 1 kg,随后逐渐减慢。满 12 个月时,体重为出生体重的 3 倍,身长为出生时的 1.5 倍,平均头围约 46 cm,胸围约等于头围。婴幼儿体重可根据以下公式粗略计算:1～6 个月体重(kg)＝出生体重＋月龄×0.7;7～12 个月体重(kg)＝6＋月龄×0.25。出生后身长平均 50 cm,出生后前半年平均每月增长 2.5 cm,后半年平均每月增长 1.25 cm,至 6 个月时身长平均 65 cm,1 岁时身高平均 75 cm。

婴儿出生后颅骨间存有缝隙,并且可以在一定范围内移动。多块颅骨交界处存有菱形区域,称为囟门,分为前囟和后囟。后囟小,出生后 3 个月生理性闭合;颅缝一般于生后 6 个月闭合;前囟较大,一般于生后 18～24 个月闭合。囟门过早闭合不利于大脑发育。前囟能反映部分病理情况,如剧烈哭闹、脑炎或脑膜炎所致颅内压过高时,可以看到前囟膨隆;脱水所致颅内压过低时可见前囟凹陷。囟门闭合后,意味着多块颅骨融合成整块头颅骨。

(2)感知觉发育 7~8个月婴儿已有固视,能长时间看一个方向。满12个月时能识别眼、耳、鼻等器官。10个月时两眼可迅速而直接地向声源看,12个月对声音的反应可以控制。

(3)动作和运动发育 自主运动能力发育很快,一般规律为"二抬四翻六会坐,七滚八爬周会走"。

(4)语言与社会发展 6~8个月婴儿会因主要照顾者的离去而产生焦虑,对陌生人的出现表示紧张。满12个月会有意识地发出第一个单词,如"爸爸""妈妈",会手指熟悉的物品。

2. 保健指导

(1)营养与喂养 继续鼓励母乳喂养,因母乳喂养的婴儿可从母乳中获得分泌型IgA、乳铁蛋白和溶菌酶等,可增进免疫力。6个月以上可逐渐合理地添加辅食,遵循"由一种到多种、由少到多、由细到粗、由稀到稠"循序渐进的原则,添加辅食后注意观察排便情况。具体见表3-2-3。

表3-2-3 婴儿食物引入时间及种类

	6个月	7~9个月	10~12个月
粮食类	含铁米粉	粥、烂面、饼干	稠粥、软饭、面条
蔬菜、水果类	菜泥、果泥	碎菜、碎果	碎菜、碎果
动物类、豆类	—	鱼泥、肉泥、豆腐、蛋黄	全蛋、碎肉、碎鱼

(2)生活习惯培养 合理安排哺乳和睡眠的时间、次数,培养婴儿按时入睡,按时起床的习惯。每天观察两便情况。婴儿手口活动增加,及时做好手部卫生。乳牙萌出后,早晚用指套式牙刷或干净的纱布蘸温水给孩子清洁乳牙。

(3)避免意外伤害 由于爬行、站立和行走的技能日益增强,婴儿好奇心极强,家长需消除家中的安全隐患,如收起容易误食、误饮的物品;及时擦干地上的水;电器插座放置于高处,不建议使用学步车。

(4)注意异常信号 12月龄不能扶家具站立;不会用拇指与食指捡起细小的物品;被叫名字不会回应;不会咿呀学语。建议转诊上级医院进一步检查治疗。

(三)幼儿期的特点与保健

满1岁至3周岁为幼儿期。

1. 生长发育特点 幼儿期生长速度较婴儿期减慢,但中枢神经系统迅速分化发育。

(1)体格生长 2周岁到青春前期儿童体重生长缓慢,但较稳定,年增长值为2~3 kg。2~12岁儿童体重与身高可按照以下公式粗略计算:2~12岁体重(kg)=2×年龄+8;2~12岁身高(cm)=7×年龄+70。凡身高超过或不足10%者,则为异常,须采取干预措施。

(2)感知觉发育 满2周岁时,两眼能区别垂直线与水平线,会辨别红、白、黄、绿等颜色。2~3岁时可注视小物体及图画。

(3)动作和运动发育 24个月时能双足并跳、倒退走。满3岁能并足向前跳,会骑小三轮车。能自行上下楼梯。满3岁能叠9~10块积木,用筷子进餐,在他人帮助下穿衣。

(4)语言与社会发展 2岁时幼儿可掌握200个词,能说5~6个字组成的句子。3岁开始可用"我""你"人称代词。入托与母亲分离,产生的焦虑情绪可通过学习和适应托儿所生活,发展与同伴及老师的相互关系而逐渐克服。

2. 保健指导

(1)营养与喂养 仍要注意培养幼儿良好的饮食行为,克服挑食、偏食等常见的不良饮食习惯。家长需加以引导和纠正。以粮食、奶、蔬菜、鱼肉、蛋为主的混合饮食,一般每4小时喂一次,每天三餐两次点心。饭菜以低盐为好,不吃刺激性、油炸食品。对于儿童不喜欢的食物,可通过变化烹饪方法或盛放容器,鼓励尝试,不可强迫喂食。

（2）生活习惯培养　培养生活自理能力。鼓励幼儿饭前便后自己洗手。自己拿勺练习吃饭,自己拿杯喝水。加强对孩子行为活动的观察、监督和适当的约束。但切忌强制性的管教,以免产生逆反心理。

（3）避免意外伤害　此阶段幼儿逐渐摆脱了成人的束缚,从独立行走到奔跑,足迹遍布家里的每个角落。家长应注意防跌落、跌倒;防烫伤、割伤、刺伤;防食物中毒;防走失、防触电等。

（4）注意异常信号　不能自如地走,经常会摔倒;不能在成人帮助下爬台阶;不能指着熟悉的物品说出它们的名称;不能说出 2～3 个字的句子。

（四）学龄前期的特点与保健

自 3 周岁后到 6 岁或 7 岁称为学龄前期,相当于幼儿园阶段。

1. 生长发育特点　学龄前期的小儿动作和语言能力发展迅速,感觉、知觉及思维与想象力逐步提高,对周围新鲜事物日益发生兴趣,喜欢探索。因此也容易发生意外事故,如溺水、坠落、烫伤等,须特别注意事前预防和安全教育。此期是性格形成的关键时期,应培养儿童良好的道德品质和生活能力,同时注意早期教育,为入学做好准备。

2. 保健指导

（1）合理营养　学龄前期儿童的膳食结构接近成人,小儿食欲受活动和情绪影响较大,可通过选择其喜爱的餐具、改变丰富食物的烹饪技巧等增进食欲。同时食物的种类、制作力求多样化,做到粗细、荤素、干稀搭配,保证各类营养素的摄入。

（2）日常保健重点　是培养儿童的自理能力和养成良好的生活习惯。鼓励儿童自主进食、洗脸、刷牙、如厕等。因为其动作缓慢、不协调可能会花费成人更多时间和精力,但应多给予鼓励和支持,使其更加独立。加强口腔保健指导,纠正不良口腔习惯,如吮吸手指、咬唇或物。预防龋齿,养成每天早晚或进食后刷牙的习惯。

（3）学前教育　学龄前儿童绘画、搭积木、剪贴和做模型的复杂性和技巧性明显增强,且善于模仿。此时可安排动静结合的活动内容,使儿童在游戏中增强学习兴趣、开发智力、学习关心集体、团结协作、遵守纪律及如何与人交往,以培养其健全人格。

（4）预防疾病及意外　4～6 岁儿童每年提供一次健康管理服务。内容包括体格检查、生长发育和心理行为发育评估、血常规检测和视力筛查。进行合理膳食、心理行为发育、意外伤害预防、口腔保健等健康指导。按照国家免疫规划进行预防接种。对学龄前儿童开展安全教育,采取相应的安全措施,以预防外伤、溺水、中毒、交通事故等意外发生。

三、儿童常见症状和疾病保健

（一）缺铁性贫血

营养性缺铁性贫血是最常见的营养素缺乏症和全球性健康问题,我国儿童铁缺乏症的高危人群是 6～24 月龄婴幼儿和青春期儿童。

1. 病因

（1）先天储铁不足早产、双胎或多胎,孕母严重缺铁。

（2）生理需要的增加　小儿生长迅速,血容量增加很快。早产儿体内储铁量比足月儿少,在生后一年内铁需要量比足月儿明显增多,如不及时供应,将会出现缺铁性贫血。

（3）饮食缺铁　婴儿以乳类食物为主,此类食品中含铁量极低。6 个月后如不及时增加含铁丰富的辅食,易发生贫血。年长儿因挑食、偏食等不良饮食习惯而导致贫血。

（4）疾病引起的消耗或丢失过多　钩虫病、鼻出血等慢性失血及腹泻、反复感染等疾病,影响消化和吸收,增加消耗,以及其他急性出血、溶血性疾病可引起贫血。

2. 预防与保健

（1）健康教育　指导合理喂养和饮食搭配。

（2）孕期预防　孕母加强营养，摄入富含铁的食物。从妊娠第 3 个月开始，每天 60 mg 口服补铁，延续至产后，同时补充小剂量叶酸及其他维生素和矿物质。

（3）含铁饮食　早产儿和低出生体重儿应从 2 周龄开始补铁剂。混合喂养或人工喂养的婴儿，应采用铁强化配方奶，并及时添加富含铁的食物。患儿及时添加辅食，6 个月添加强化铁的米粉，鼓励多吃含铁丰富的食物，如动物肝脏、动物血、瘦肉、鱼、禽、内脏等；同时补充含维生素 C 丰富的食物，如橘子、甜橙、猕猴桃、绿叶蔬菜等，促进铁的吸收。

（4）口服铁剂　遵医嘱用二价铁盐进行治疗，如硫酸亚铁、富马酸亚铁等。餐间服用，减少对于胃黏膜的刺激，促进吸收。

案例引导

　　女婴，4 个月 3 天，家长感到宝宝最近 1 个月睡眠时容易惊醒、睡后 2 小时有较多汗，无发热、呕吐或腹泻。可见头发稀黄、枕秃，囟门 3 cm×3 cm，指尖稍用力按压颅部两侧，可有乒乓球样的感觉，未见鸡胸、漏斗胸、方颅，肌张力正常。询问婴儿母亲喂养情况，出生后未口服维生素 D，户外活动少。作为社区护士，您将如何向父母做保健指导？

案例答案
3-2-2

（二）营养性佝偻病

营养性佝偻病是由于维生素 D 缺乏和（或）钙摄入量过低使钙磷代谢失常，引起骨骼改变为特征的一种慢性疾病。常见于婴幼儿。

1. 病因

（1）维生素 D 摄入不足　维生素 D 的来源有两个途径：一是内源性，由日光中波长 296～310 μm 的紫外线，照射皮肤基底层内贮存的 7-脱氢胆固醇转化为胆骨化醇，为人类维生素 D 的主要来源；另一途径为外源性，即从摄入的食物中获得维生素 D，如肝类、牛奶、蛋黄等。但这些食物中维生素 D 含量很少，且需要经过紫外线照射活化后（转化为骨化醇）才可被人体吸收利用。

（2）紫外线照射不足　尤其是在北方，只要经常接受紫外线照射，维生素 D 就能内源生成而不会缺乏。婴幼儿缺乏户外活动也病因之一。

2. 临床表现　本病最常见于 3 个月至 2 岁的婴幼儿，主要表现为生长最快部位的骨骼改变伴神经兴奋性的改变。

（1）初期　多见于 3～6 个月婴儿。主要表现为神经兴奋性增高，如易激惹、烦躁、睡眠不安、夜间啼哭，经常摇头出现枕秃，此时骨骼改变不明显。

（2）激期　除初期症状外，会出现骨骼改变和运动功能发育迟缓。骨骼改变包括乒乓头、方颅、佝偻病串珠、手（足）镯、鸡胸样畸形、"O"形腿、"X"形腿等。

（3）恢复期　经过维生素 D 联合钙剂治疗，临床症状、体征可减轻或消失；血清钙、磷浓度数天内恢复正常。

（4）后遗症期　重症佝偻病可遗留不同程度的骨骼畸形，多见于大于 2 岁的儿童。

3. 预防与保健儿童　维生素 D 缺乏的高危因素包括母体的缺乏，长期母乳喂养而未及时添加含钙食物、阳光暴露不足（如室内活动、残疾、空气污染、雾霾、阴天）以及维生素 D 类饮食摄入不足。故应采取主动阳光照射、补充维生素 D 的摄入量。

（1）重点管理　1～3 岁婴幼儿，尤其关注早产儿、多胎儿、低出生体重儿和体弱多病者，生后即补充维生素 D。

（2）合理喂养　含钙丰富的辅食添加不晚于 26 周,但早期乳类摄入不足和营养欠佳时,可适量补充微量营养素和钙剂。

（三）小儿腹泻

腹泻是一组由多病原、多因素引起的大便次数增多和大便性状改变为特点的儿科常见病。

1. 病因

（1）非感染性因素　进食生冷食物、辅食添加不当、对某些食物过敏等均可引起腹泻。

（2）感染性因素　引起肠道内感染的病原体包括病毒、细菌、真菌等。呼吸道和皮肤感染及急性传染病等肠道外感染也可伴有腹泻。

2. 预防与保健

（1）喂养定时定量　据月龄适量添加辅食,不宜过早、过多添加淀粉类或脂肪类食物,幼儿身体不适应延后添加。每次仅添加一种,由少到多逐量增加。

（2）注意饮食卫生和水源、餐具的清洁,并做到饭前便后要洗手。防止肠道病菌的感染。

（3）注重气候变化,及时增减衣物,避免腹部受凉,同时适当增强体格锻炼,预防感冒、肺炎等呼吸道感染。

（4）加强皮肤护理　由于患儿腹泻频繁,大便刺激肛周及臀部皮肤。每次便后用温水清洗臀部并轻擦干净。对于红臀者,患处可涂抹氧化锌软膏。

（5）补充液体,维持水、电解质及酸碱平衡　家长应给孩子服米汤、苹果汁等含有糖、盐、水分的混合液体。药房能够买到的含有电解质的"口服补液盐"是最佳选择,可有效预防和治疗轻度脱水。按照说明书配制,少量多次喂服。若孩子出现 4 小时未排尿,甚至哭时少泪、口腔干燥等情况,应立即到医院就诊,通过静脉输液纠正脱水。

（四）小儿肺炎

肺炎是指终末气道、肺泡和肺间质的炎症,临床表现主要为发热、咳嗽、气促、呼吸困难和肺部细湿啰音。免疫功能低下的幼儿或先天性心脏病者,易患较严重肺炎。

1. 病因

（1）感染性　婴幼儿免疫系统欠完善易受到细菌、病毒、支原体、衣原体、真菌、原虫等病原微生物的感染。

（2）非感染性　由于过敏、吸入异物(羊水、胎粪、呛奶等)所致肺炎。

2. 预防与保健

（1）环境适宜　保持室温 22～24 ℃,湿度 50％～60％,定期通风,保持室内空气新鲜。环境安静,利于患儿休息,促进恢复。

（2）饮食及排痰　清淡易消化饮食,合理喂养,避免营养不良。适当多饮水,促进痰液稀释易于咳出。家长可经常抱起小儿,轻拍背部便于咳痰。

（3）避免感染　家中有人患呼吸道感染,应与婴幼儿做好隔离,避免亲密接触。同时佩戴口罩,勤洗手。流感盛行时,不要带孩子前往人群拥挤的公共场所。

（4）加强锻炼　病愈后,应根据年龄适当增加幼儿户外锻炼时间,增加抗病能力。活动时注意增减衣物,避免着凉。

（五）小儿呕吐

呕吐是儿童常见症状之一,虽可单独发生,但往往伴随原发疾病的其他症状和体征。引起呕吐的原因众多,故应仔细分析病情,注意呕吐与饮食的关系,必要时应进一步检查以明确病因。

1. 呕吐的类型

（1）溢乳　婴儿胃呈水平位,胃部肌肉发育未完善,贲门肌肉松弛。因而在哺乳过多或吞入空气时,吃奶后常自口溢出少量乳汁,这种情况较多见,儿童大多生长正常。

（2）普通呕吐　呕吐前常有恶心,之后吐一口或连续呕吐数口,呕吐出较多胃内容物。多见于饮食不当引起的消化不良、胃肠道感染或全身感染引起的症状性呕吐。

（3）反复呕吐　多见于胃食管反流。

（4）喷射性呕吐　吐前多无恶心,突然大量胃内容物经口鼻喷出。可见小婴儿吞咽大量空气、胃扭转、幽门梗阻,更多见于颅内压升高等情况。

2. 预防与保健

（1）寻找病因　儿童出现呕吐时需结合其年龄、生理特点与呕吐性质,判断呕吐发生的原因。积极寻找原发病,对其治疗。婴儿代偿能力差,易出现脱水、电解质紊乱等情况,需及时补充体液,纠正酸碱平衡。

（2）体位护理　呕吐儿童应注意体位,多采用右侧卧位或平卧位。呕吐时将小儿头朝向一侧,以免造成窒息或吸入性肺炎。呕吐剧烈或怀疑存在外科疾病者应暂时禁食。

（3）家庭指导　指导家长使用奶瓶喂养时,需注意竖起奶瓶成一定角度,保证奶嘴中充满液体,减少幼儿吞入大量空气。喂奶后可将孩子竖抱并轻拍其后背,使其打嗝排出胃内空气。喂奶后将婴儿放下睡眠时,尽量侧卧,以免大量吐奶引起吸入性肺炎。若呕吐加剧或呕吐物性状改变须及时到医院就诊。

四、家庭意外伤害的预防

（一）预防坠地事故

可让婴幼儿单独睡在含床栏的婴儿床上。如果和母亲一起睡,要注意让婴幼儿单独睡在一个被子里,防止母亲熟睡时压到造成窒息;当婴幼儿一人躺在床上时,须拉起床栏。楼层较高家庭,窗户应安装护栏,避免留婴幼儿独处一室。处理:孩子坠床后,先不要立即抱起孩子,应静观 $10 \sim 20$ 秒。观察有无活动性出血,若有立即按压止血。观察孩子有无肢体等运动障碍(如某侧肢体不动或运动减少)、有无神经系统异常(嗜睡、尖叫、哭闹不止),若怀疑异常应送医院检查。如无明显异常,继续观察睡眠、进食、玩耍等规律有无改变,24 小时后仍无异常,则无碍。

（二）预防烫伤

家中暖瓶、饮水器、电饭煲等热容器放在孩子不易碰触的高处。给婴幼儿洗澡时,先在浴盆中加入凉水,后放热水。使用热水袋给幼儿取暖时,使用前检查热水袋是否出现老化破损,充入热水不宜太满以防溢出,并用毛巾或厚布套包裹热水袋,避免直接的皮肤接触。小儿会爬会走后,要注意将热的水、汤、粥等放在远离儿童的地方,尽量不用桌布,以免儿童拉扯桌布引起盛放热汤容器倾倒。夏天使用蚊香,需远离儿童。处理:出现烫伤时,只要皮肤完整,第一时间用流动的凉水冲洗烫伤部位 $20 \sim 30$ 分钟。冲洗时,不能触摸伤口、不能即刻涂抹任何乳液和药膏、不能挑破水疱、不能强行脱去烫伤部位的衣服、不能用有毛絮状的覆盖物覆盖伤口。冲洗过后,给局部涂上烫伤膏。若烫伤范围小、程度轻,可在家观察。若皮肤脱落或烫伤部位严重,须立即去医院处理。

（三）预防窒息

不要让孩子玩过小的玩具,注意玩具内是否有容易脱落的小零件。购买玩具时注意观察所标注的适宜年龄。注意检查幼儿周围是否有遗落的纽扣、硬币、棋子等物品。避免给婴幼儿食用整个果仁类食物,如花生、瓜子、豆类,以防造成气管异物和窒息。处理:如误吸或怀疑食物或物品进入气管时,应重点观察孩子的状况。若孩子出现呼吸费力,说明异物处于气管内。须立即将孩子置于头低脚高位,叩击孩子背部,每 5 次为一组,连续叩击 $3 \sim 5$ 组。大多小块状物体吸入气管后,会进入一侧支气管,导致剧烈咳嗽,若呼吸困难,须立即送医行支气管镜下取出异物。

（四）预防其他意外伤害

经常检查婴儿手指、脚趾是否被手套或被子上的丝线缠绕,以免因血流不通造成组织坏死。电风扇须选用有扇叶保护的,防止婴幼儿将手指伸入。电源插座须有一定高度,电源插孔要用专用绝缘片保护好。禁止孩童拿小勺和筷子等长形物体玩耍或含在嘴里,防止奔跑摔倒时受伤。

要点小结

社区儿童健康管理主要包括儿童生长发育监测、儿童免疫规划以及儿童安全。在家长配合下,通过提供全面的定期健康评估和预见性指导,早期发现影响儿童生长发育和安全的不良因素,有针对性地给予指导,必要时转介上级医疗机构进行干预,保证儿童健康。

参考文献

［1］ 龙翔.社区儿童保健常见案例解析［M］.上海:上海科学技术出版社,2017.
［2］ 秦怀金,陈博文.国家基本公共卫生服务技术规范［M］.北京:人民卫生出版社,2012.
［3］ 杜雪平,王永利.实用社区护理［M］.北京:人民卫生出版社,2012.
［4］ 刘勇,李国平.社区护理［M］.北京:科学出版社,2018.
［5］ 黄新宇,郑荣日.社区卫生保健［M］.北京:人民卫生出版社,2014.
［6］ 陈荣华,赵正言.儿童保健学［M］.南京:江苏凤凰科学技术出版社,2017.
［7］ 何国平,赵秋利.社区护理理论与实践［M］.北京:人民卫生出版社,2018.

（瞿　文）

任务三　具备社区老年人健康评估与管理能力

能力目标

1. 能说出人口老龄化的定义、世界卫生组织对老年人的划分标准。
2. 能根据老年人的需求正确评估社区老年人的健康状态。
3. 能根据老年人的生理、心理变化特点正确指导老年人的健康管理。

案例引导

张某,女,78岁,高中文化,退休工人。

现病史:自觉身体不适,经医院全面体检发现患了乳腺癌,成功实施了手术,手术恢复好,只感觉听力变差。主诉:最近数月来总是烦躁、发脾气,与别人沟通困难,看电视时声音需要调得很大,邻居有意见,给以警告,她就怀疑别人对她不好,无法与人交往,无生活兴趣。

请问:针对以上情况你应如何对该老人进行心理护理?

能力测试
3-2

PPT
3-3

微课 8

案例答案
3-3-1

Note

一、老年人及人口老龄化

（一）基本概念

1. 老年人 "老年人"是一个动态的概念,它随着人类寿命的不断延长而变化,因此对"老年人"的界定也成了一大问题。

2017 年,总部设于瑞士日内瓦的联合国世界卫生组织(WHO),经过对全球人体素质和平均寿命进行测定,对年龄划分标准作了新的规定。规定提出新的年龄分段:60～74 岁为年轻老年人,75～89 岁为老年人,90 岁或 90 以上为长寿老年人,这一标准已逐步为各界认可。大多数欧美国家规定 65～74 为青年老年人,75～89 为正式老年人,90～120 为高龄老年人。

我国 2013 年颁布的《中华人民共和国老年人权益保障法》中第二条规定:60 岁以上的人称为老年人,60～89 岁为老年期,90 岁以上为长寿期。

因此,无论哪种划分方法,都是为了在动态的生命历程中将老年人的生理、心理和社会情况进行区分,以便针对不同年龄阶段老年人的健康状况、自理能力、社会参与度、心理需要等提供更具针对性的服务。

2. 老年人口系数 老年人口系数是指社会人口年龄结构中老年人口在总人口中所占比重。即老年人口系数＝老年人口数量/人口总数×100%。其水平高低反映一定时点上人口年老或年轻化程度。

3. 人口老龄化 人口老龄化是指在社会人口的年龄结构中,60 岁或 65 岁以上的老年人口系数增加的一种发展趋势。影响人口老化的因素:出生率和死亡率下降;平均预期寿命延长;青年人口数量减少。

4. 社会老龄化 老年人口系数增加导致社会老龄化,这在世界范围内已成为一个没有争议的事实。联合国规定:一个国家或地区,年满 65 岁的老年人口占总人口数的 7% 以上,或年满 60 岁的老年人口占总人口数的 10% 以上,即可定为老年型社会(社会老龄化)。

（二）我国人口老龄化现状

2019 年 1 月 21 日,国家统计局发布最新的人口数据,我国最新的老年人口数据为 2018 年末,60 周岁及以上人口 24949 万人,占总人口的 17.9%。

1. 总量大 我国是目前世界上唯一一个老年人口超过 2 亿的国家,仅老年人口就超过英、法、德三国总人口之和,预计到 21 世纪中叶我国将进入深度老龄化阶段,老年人口将达到 4.8 亿。在这一过程中,我国老年人口数量始终居于世界第一位。

2. 速度快 2000—2017 年,世界 60 岁以上老年人口比例提高约 3 个百分点,而同期我国老年人口比重提高了约 7 个百分点,是世界平均水平的 2 倍多,属于老龄化速度最快国家之一。

3. 不平衡 其一是区域不平衡,我国最早和最迟进入人口老龄化的上海和西藏之间相差近 40 年;其二是城乡不平衡,尤其是农村养老服务体系不健全,空巢、高龄问题突出。

4. 高龄化趋势加剧 我国每年新增长 100 万高龄老年人口,这种大幅度增长的态势将持续到 2025 年。高龄、失能老人的照料问题,已经引起社会各界的普遍关注。

5. 独居老人和空巢老人增速加快,比重增高 随着我国城市化进程不断加快,家庭模式中传统三世同堂越来越少,越来越多的家庭趋于小型化,加之城市生活节奏加快,年轻子女陪伴父母的时间变少,使得我国传统的家庭养老功能正在逐渐弱化。据最新调查显示,2020 年我国独居老人和空巢老年人预计增加到 1.18 亿,独居老人和空巢老人将成为老年人中的"主力军"。

因此,关心关爱老年群体,需要我们的共同努力,不断创新,满足老年人物质生活需求的同时,更加注重老年人的健康及精神文化需求。

二、老年人的生理变化特点

衰老是个体生长、成熟必然的连续变化过程，从外观到内在生理代谢、器官功能都有相应变化，是人体对内外环境适应能力减退的表现。老年人生理状况通常发生以下变化。

1. 体表外形　老年人随着年龄增大，皮下血管会发生营养不良性改变，毛发髓质和角质退化可发生毛发变细及脱发；黑色素合成障碍可出现毛发及胡须变白；皮肤弹性减退，皮下脂肪量减少，细胞内水分减少，可导致皮肤松弛并出现皱纹；晶状体弹力下降，睫状肌调节能力减退，多出现老花眼，近距离视物模糊。同时听力下降，嗅觉、味觉功能减退；身高、体重随增龄而降低，指距随增龄而缩短。

2. 神经组织功能　衰老后脑体积减小，脑重量减轻，神经细胞数量逐渐减少，脑细胞内的代谢产物褐色素的累积，脑血管硬化，脑血流阻力加大，致使脑功能逐渐衰退并出现某些神经系统症状，如记忆力减退、健忘、失眠，甚至产生情绪变化及某些精神症状，自主神经系统常常由于功能障碍而引起心率、心律的改变，甚至出现直立性低血压。

3. 消化功能　老年人因牙周病、龋齿、牙齿的萎缩性变化，而出现牙齿脱落或明显的磨损，甚至影响食物的咀嚼和消化；舌乳头上的味蕾数目减少，味觉和嗅觉降低，甚至影响食欲；胃黏膜萎缩性变化，胃排空时间延长，消化道运动能力降低，尤其是肠蠕动减弱易导致消化不良及便秘；消化腺体萎缩，消化液分泌量减少，消化能力下降；肝脏和胰腺萎缩，功能下降，伴之而来的是低蛋白血症，糖尿病的发生率增高。

4. 心血管系统　老年人会出现心肌萎缩，心肌硬化及心内膜硬化，导致心脏泵血效率下降，每分钟有效循环血量减少，心肌血流减少，耗氧量下降，容易出现心绞痛等心肌供血不足的临床症状；血管管壁弹性减退、脆性增加，血管对血压的调节作用下降，血管外周阻力增大，血压常常升高；血管脆性增加，血流速度减慢，发生心血管意外的机会明显增加，如脑出血、脑血栓等。

5. 呼吸功能　老年人由于呼吸肌及胸廓骨骼、韧带萎缩，肺泡弹性下降，气管及支气管弹性下降，血流速度减慢，毛细血管数量减少，组织细胞功能减退及膜通透性改变，使细胞呼吸作用下降，对氧的利用率下降，易出现呼吸功能减退，表现为肺活量下降，动脉血管中含氧量降低，出现气急、缺氧等现象。

6. 运动系统　随着年龄增加，骨骼中无机盐含量增加，而钙含量减少；骨骼的弹性和韧性降低，脆性增加，故老年人易出现骨质疏松症，极易发生骨折。

7. 泌尿系统　老年人肾脏萎缩变小，肾血流量减少，肾小球滤过率及肾小管重吸收能力下降，导致肾功能减退，加上膀胱逼尿肌萎缩，括约肌松弛，老年人常有多尿现象。

8. 生殖系统　性激素的分泌自40岁以后逐渐降低，性功能减退。老年男性前列腺多有增生性改变，前列腺肥大可致排尿困难；女性45～55岁可出现绝经，卵巢停止排卵。

9. 内分泌系统　老年人内分泌系统机能下降，机体代谢活动减弱，生物转化过程减慢，解毒能力下降，使得机体免疫功能减退，易患感染性疾病。

10. 免疫系统　免疫能力随着年龄增大而降低，防卫功能减弱，胸腺萎缩可导致免疫功能更加低下，容易发生自身免疫性疾病，如风湿性关节炎等。

三、老年人的心理特点

(一) 记忆

脑功能下降、记忆力衰退是老年期最常见的症状。记忆过程可分为四个阶段，即识记阶段、保持阶段、回忆阶段和再认阶段。在心理学上，识记阶段称为初级记忆，保持阶段、回忆阶段和再认阶段称为次级记忆。随年龄的增长，老年人的初级记忆基本上没有变化或变化很少，而次级记忆发生较大的变化。主要表现为：联想与回忆增多，老年人远期记忆的保持相对比近期记忆的保持好，而注意力常常不集中，智力减退，思维缺乏创造性，但是对综合分析能力和判断影响较小。

（二）情绪

老年人情绪不稳定，自控能力差，经常被负面情绪控制。易激怒，动不动便大发雷霆，或易哭泣，常常产生抑郁、焦虑、孤独感、自闭和对死亡的恐惧等心理问题。对外界的人和事漠不关心，不易被环境激发热情，还经常出现消极言行。

（三）思维

思维是人脑间接地、概括地对客观事物的反映，是人类认识过程的最高形式。在老化过程中，思维衰退出现比较晚，尤其是与自己熟悉的专业相关的思维能力在年老时仍能保持。老年人在概念、逻辑推理和解决问题方面的能力有所衰退，尤其是思维的敏捷度、灵活性、流畅性、变通性及创造性比中青年期差。

（四）统觉

统觉指知觉内容和倾向蕴含着人们已有的经验、知识、兴趣、态度，因而不再局限于对事物个别属性的感知。大部分老年人统觉发达、判断准确，他们能够运用一生中积累的宝贵经验指导后来的实践，经过周密考虑，更深刻地认识当前事物，准确判断，避免失误。

（五）人格

人格是人的性情、气质、能力等特征的总和。老年人的人格一般不随年龄的增长而变化，但伴随着生理功能和环境，以及社会和家庭角色的改变而变化。老年人趋向保守、固执己见，在多年的社会实践中，养成了一定的生活作风和习惯。因此，在评价和处理事物时，往往容易坚持自己的意见，不愿意接受新事物、新思想，经常以自我为中心，很难正确认识和适应生活现状。常常沉湎于旧事，还有部分人变成"老顽童"，言语、行为幼稚。

（六）其他

1. 喜安静、惧孤独，不耐寂寞　多数老年人由于神经抑制高于兴奋，故不喜嘈杂、喧闹的环境，愿意在安静、清闲的环境中生活、工作和学习。有些老年人当离开他们为之奋斗一生的工作岗位时，往往若有所失，产生孤独寂寞之感。尤其是大多数老年人的子女均已成年，有的婚后另立家庭，平时彼此接触不多；更由于自然死亡，有的老年人失去配偶，形单影孤，这些变化使老年人的孤独感明显增强。

2. 接近死亡感　死亡是自然界生命发展不可抗拒的结果，人类也不例外，但人类对待死亡，却往往怀有一种恐惧心理。进入老年期以后，由于健康状态不佳，易产生一种接近死亡感，特别是在听到同自己年龄相仿的亲友去世的消息时，往往会联想到自身，悲哀之情油然而生。有的老年人患病或身体不适时，更是会疑心患了绝症，胡思乱想、焦虑不安，对身心健康造成损害。

3. 希望健康长寿　能够看到自己从事过的事业蓬勃发展，看到社会的进步及儿孙们的茁壮成长是老年人的共同心愿。因此，他们都希望自己有一个健康的身体，一旦生了病则希望尽快痊愈，不留后遗症，不给后辈增加负担，尽可能达到延年益寿，能够看到自己愿望的实现。

四、老年人健康需求

（一）健康老年人标准

2013 年中华医学会老年医学分会制定的标准如下。

（1）重要器官增龄性改变未导致功能异常；无重大疾病；相关高危因素控制在与其年龄相适应的达标范围内；具有一定的抗病能力。

（2）认知功能基本正常；能适应环境；处事乐观积极；自我满足或自我评价好。

（3）能恰当处理家庭和社会人际关系；积极参与家庭和社会活动。

（4）日常生活活动正常，生活自理或基本自理。

（5）营养状况良好，体重适中，保持良好生活方式。

（二）健康需求

老年人无论是居家养老还是机构养老，对健康一般都有如下需求。

1. 医疗保障服务的需求　随着年龄增大，老年人的重要器官逐渐发生退行性病变，患慢性病的机会增加。因此，老年人也是医疗资源最大的需求对象，对自我保健意识及健康更为关注，也希望社会能提供更为优质的医疗、护理、保健、疾病预防及康复服务。

2. 日常照顾需求　老年人受机体老化、衰退及疾病影响，生活自理能力逐渐降低；其次，有不少家庭的子女在外地工作忙碌，没有过多的精力全力照顾老年人，因而老年人对日常照顾需求更为关注和迫切。日常照顾需求包括居家日常照护需求（如饮食照顾、个人卫生和起居、衣物清洗、房屋清扫等）和外出陪伴需求（如户外活动、代购生活用品、带领退休金等）。所以，政府正逐步完善社区服务体系，使老年人能在社区得到疾病及生活照料。

3. 经济保障需求　老年人除日常生活费用之外，医疗费用随年龄增加而增加，老年人可以用医疗保险金支付大部分医疗费用外，个人仍需支付一部分费用。尽管政府对贫困老人发放最低生活保障和补助金发放，在医疗支出方面给予大力资助，但对于农村或家庭困难的老年人来说，经济不足仍是问题。因此，呼吁全社会多关注老年人，充分调动社会支持系统及福利事业，为老年人提供各种帮助，缓解经济压力。

4. 安全需求　老年人的器官功能逐步退化，出现听力下降、视物不清、平衡失调、记忆力减退等，容易发生跌倒、坠床、服药错误等意外。因此，社区护理人员应高度重视，给老年人做好防范宣教及采取必要措施，保障老年人的安全。

5. 社会心理需求　进入老年期，各种生理功能逐渐衰退并面临社会角色的改变、疾病、丧偶等生活事件，老年人必须努力面对和适应这些事件。如果适应不良，常可出现孤独、抑郁等一些心理问题，甚至出现严重的精神障碍，损害老年人的健康，降低生命质量。因此，社区护士应掌握与老年人沟通的技巧，理解和满足老年人的正常需求，提供一定的心理护理，向老人表达温暖、关爱和支持。

五、社区老年人健康评估

通过老年人的健康评估，发现护理问题，有针对性地开展各种途径和方式的健康教育，建立家庭病床、日间护理中心等，为社区健康老年人及居家的慢性病老年人提供及时、优质的护理，以延缓疾病的发展，提高生活质量；注意并及时发现老年人患病的早期征象和危险信号，教会老年人使用急救药品和器械，以便得到及时治疗和护理；协助政府部门制定良好的养老政策和措施，为老年人服务。

老年人健康评估的内容主要包括躯体健康、心理健康、社会功能以及综合反映这三方面功能的生活质量评估。

1. 躯体健康的评估

1）健康史　评估老年人的既往史、手术、外伤史、食物及药物过敏史；参与日常生活活动和社会活动的能力；目前的健康状况，有无急慢性疾病，包括起病时间和患病年限及治疗情况，目前疾病的严重程度，对日常生活活动能力和社会活动的影响等。

2）体格检查　检查时应注意保暖；提供安静的环境，避免干扰；保护老年人的隐私；选择舒适的体位、避免过度劳累等。评估内容包括：体温、脉搏、血压、呼吸；意识状态；营养状态；体位、步态与动作的协调性；皮肤黏膜的色泽、温度、水肿、弹性、出血、皮疹和受损情况；全身浅表淋巴结有无肿大；视力、听力、感知觉；口腔黏膜、牙齿；颈部活动度，甲状腺有无肿大和颈静脉充盈情况；乳房有无肿块；呼吸系统中有无咳嗽、呼吸困难等；循环系统中有无心前区疼痛、胸闷、憋气、心律不齐等；消化系统中有无食欲不振、恶心、呕吐、呕血等;泌尿系统中有无排尿困难、尿潴留、夜尿多等;四肢肌肉骨骼中有无挛缩变形、活动受限等。

3) 自理功能状态的评估　自理功能的完好状态很大程度上影响着老年人的生活质量。由于老化和慢性疾病的影响可导致老年人一些功能的丧失。因此,对老年人群的身体功能评估尤为重要。自理功能状态评估包括基本的日常生活活动能力、工具性日常生活活动能力及高级日常生活活动能力等。

(1) 基本的日常生活活动(basic activities of daily living,BADL)　反映躯体生活自理能力,如上厕所、进食、穿衣、梳洗、行走和洗澡等。丧失这一层次的功能即失去基本的生活自理能力。

(2) 工具性日常生活活动(instrumental activities of daily living,IADL)　反映老年人社会适应的能力,如打电话、购物、备餐、做家务、洗衣、使用交通工具、服药和旅游等。失去此层次的功能,则不能进行正常的社会活动。

(3) 高级日常生活活动(advanced activities of daily living,AADL)　与生活质量相关的一些活动,如娱乐、职业工作、社会活动等,而不包括满足个体保持独立生活的活动。高级日常生活活动能力的缺失一般比基本的日常生活活动和工具性日常生活活动能力的缺失出现得早,一旦出现,就预示着更严重的功能下降。

2. 心理健康评估　老年人的心理健康直接影响其躯体健康和社会功能状态,是实现健康老龄化不可缺少的维度之一,包括对焦虑、抑郁、认知功能的评估。

(1) 焦虑　焦虑是个体感受到威胁时的一种紧张、不愉快的情绪状态,表现为紧张、不安、急躁、失眠等,但无法说出具体明确的焦虑对象。常用的有汉密顿焦虑量表(hamilton anxiety scale,HAMA)、状态-特质焦虑问卷(state-trait anxiety inventory,STAI)等。

(2) 抑郁　抑郁是个体失去某种其重视或追求的东西时产生的情绪状态,其显著特征是情绪低落,甚至出现失眠、悲哀、行动受限、自责、性欲减退等表现。常用的有汉密顿抑郁量表(hamilton depression scale,HAMD)、抑郁自评量表(self-rating depression scale,SDS)等。

(3) 认知功能　认知反映了个体的思维能力,是人们认识、理解、判断、推理事物的过程,并通过个体的行为和语言表达出来。认知功能对老年人晚年是否能独立生活以及生活质量有重要的影响。常用评定老年人认知功能状态的量表有简易智力状态检查量表(mini mental status examination,MMSE)等。当听力和视力受损时会影响认知功能评定的结果,因此,在进行认知功能评价时还应考虑老年人的听力和视力情况。

3. 社会评估　社会评估包括社会健康评估和社会功能评估。

(1) 社会健康评估　社会健康表示个人与他人的关系如何,他人对其反应及对社会的适应程度。老年人的社会健康评估应包括个体、家庭和社区层面,同时必须考虑老年人生活的社区文化背景。对老年个体评估的基本内容包括对生活现状的看法、当前及近期角色的改变、生活方式、文化背景、居住地点和环境、经济来源与现状、精神状态、将来的目标或计划。对老年人家庭及其家属的评估内容包括家庭对老年人生活现状的认识、家庭结构、家庭的功能型态、家庭成员的角色作用。对老年人生活社区评估的基本内容包括目前生活环境的特殊资源、对目前生活环境的特殊要求等。

(2) 社会功能评估　良好的社会状态是指社会能接受和理解的社会行为。社会环境和资源,主观良好的状态及应对方式,人与环境相适应的程度,是判断社会功能的重要指标。社会功能包含两个不同的概念,社会交往(访友或走亲戚等)以及社会关系对个体的支持程度,包括社会对老人支持的效果、质量以及评价,社会支持分情感支持和物质支持,而情感支持对健康和生存质量更有贡献,护理人员应重视。

4. 角色功能评估　角色功能是指从事正常角色活动的能力,包括正式的工作、社会活动、家务活动等。老年人由于机体老化及某些功能的退化而使这种能力下降。评估时应用开放式问题进行评估。问题包括:你在这个星期做了什么事? 什么事占去了你大部分时间? 对你而言什么事情是重要的?什么事情对你说来很困难?等等问题,在评估时要让老年人描述其对自己角色的感知和别人对他们所承担的角色的期望。

5. 老年人生活质量的评估　生活质量作为生理、心理、社会功能的综合指标,可用来评估老年人群的健康水平、临床疗效以及疾病的预后。中国老年医学会的定义是:老年人生活质量是指 60 岁或 65 岁以上的老年人群身体、精神、家庭和社会生活满意的程度和老年人对生活的全面评价。普遍认为,老年人生活质量测量包括躯体健康、心理健康、社会功能、综合评价四个维度。生活质量可以采用生活满意度量表、幸福度量表以及生活质量综合问卷进行综合评估。常用的适合老年人群生活质量评估的量表有生活质量综合评定问卷和老年人生活质量评定表等。

六、社区老年人健康管理

大多数老年人通过医疗干预、自我保健、控制危险因素、养成良好的生活习惯等,能在很大程度上管理好自身的健康。

(一)日常生活

1. 饮食与营养　社区护士应针对老年人全面、适量、均衡地摄入营养,以延缓衰老、抵抗疾病、维护健康的营养要求,指导老年人选择合理的膳食,避免饮食结构不合理导致高血压、糖尿病、高脂血症等疾病的发生。

1)膳食营养

(1)适当控制总热量的摄入　老年人因体力活动减少及代谢降低,其热量的消耗也相应减少,故每日总热量的摄入必须适当加以控制。多食蔬菜、水果,少食高糖、高脂肪食物,体重维持在标准体重的 10% 上下,可降低高血压、糖尿病等疾病的发生。

(2)增加优质蛋白质的摄入　由于体内代谢过程以分解代谢为主,且蛋白质的合成能力差,过多蛋白质摄入可加重肝、肾负担,因此对蛋白质的摄入要求质优量足。富含优质蛋白质的食品有奶类、豆类、鱼虾类、肉类、蛋类等。

(3)适量食用糖类　人体对糖类的代谢调节能力随增龄而下降,摄入过多容易导致肥胖、糖尿病、高脂血症等,但摄入过少,又会增加蛋白质的分解,老年人膳食中糖类的供给可控制在供热比 65% 左右。

(4)控制动物性脂肪的摄入　老年人由于胆汁酸减少、脂酶活性降低,对脂肪的消化能力下降,应减少膳食中饱和脂肪酸和胆固醇的摄入量,以富含不饱和脂肪酸的植物油为主,即减少猪油、牛油、羊油等动物性脂肪的摄入,适当摄入花生油、豆油、玉米油和菜籽油等植物脂肪。

(5)保证各种矿物质和微量元素、维生素的摄入　在各种矿物质中,以钙和铁对老年人最为重要。老年人容易发生骨质疏松,血红蛋白合成也降低,钙和铁的补充应适当充足,需增加奶及奶制品的摄入,选择富含锌、硒等海产品,以及肉类、豆类,多食蔬菜、薯类及水果,以满足对维生素的需要,提倡低盐饮食。

(6)多饮水　由于结肠、直肠肌肉萎缩,排便功能减退,容易引起便秘,故应每日保持充足水的供给,老年人饮水应少量多次,一般每日饮水量为 1000~2000 mL,以保持尿量在 1500 mL。

2)老年人的饮食原则

(1)科学、合理安排饮食　应科学合理安排每日饮食的量和时间,少食多餐,切勿暴饮暴食或过饥过饱,应每日进餐定时定量。

(2)食物种类多样　所选择的食物种类宜丰富,应注意粗粮和细粮的搭配、植物性食物和动物性食物的搭配、蔬菜与水果的搭配。

(3)营养均衡、比例适当　选择食物时,应在保证摄入足够蛋白质的基础上,限制热量的摄入,选择低脂肪、低糖、低盐、高维生素及富含钙、铁的饮食。

（4）食物烹制　烹制食物宜松软、细烂。老年人消化及咀嚼功能下降,食物以松、软为宜,可采用蒸、煮、炖等方式,有助于消化,少食辛辣刺激、腌制、烟熏及油炸食品。

（5）注意饮食卫生　要保持餐具的清洁,蔬菜水果在食用前应洗净,食物要新鲜,不吃变质的食品。

（6）进食易缓、暖、软　进食速度宜慢,宜小口进食;食物的温度应适宜,不宜过冷或过热;食物宜松软。

（7）戒烟、限酒、少饮茶　吸烟可使血中二氧化碳浓度增高、血脂升高;过度饮酒可增加脑血栓形成的概率;饮浓茶对胃肠道产生刺激。

2. 休息与睡眠　人到老年,由于大脑皮层的功能不如青年人活跃,新陈代谢减慢及体力活动大量减少,所需的睡眠时间变短,容易出现失眠、入睡困难、睡后易醒等睡眠障碍。因此,要指导老年人休息与睡眠,提高睡眠及生活质量。

（1）适当休息　休息有利于缓解疲劳,老年人应合理安排休息时间,经常变换体位,从事某一项活动的时间不可太长。变换体位时为防止跌倒或直立性低血压的发生,起床时,应先在床边休息片刻,活动肢体后再站起。

（2）合理睡眠　保证每天总的睡眠时间7～8小时,晚饭吃饱会影响睡眠,睡前尽量少喝水,否则小便多则影响睡眠。茶和咖啡是兴奋剂和利尿剂,睡前不宜饮用,热水泡脚有利于睡眠;要按时睡觉,如果不按时休息,会干扰睡眠生物钟,引起失眠,易导致神经衰弱;略为弯曲的侧睡姿势比仰卧和俯卧好。仰卧时如果两手放在胸前则容易引起噩梦,舌根下坠易造成打鼾、呛咳;俯睡时会影响心肺功能;枕头的高低以不超过肩到同侧颈的距离为宜,如睡觉的姿势不好,会加重颈椎病,造成头痛、上肢疼痛等;睡前应注意调整好卧室的温度、湿度,将灯光调至柔和、暗淡,尽量停止各种噪声的干扰;选择舒适的睡眠用品,床不宜过窄、床垫不宜过硬或过软,保持床品清洁、被褥轻软、透气等;合理安排日间活动,如白天积极参与各种有益的社会活动、坚持适当的户外运动或体育锻炼,将有助于入睡、改善睡眠质量。

3. 娱乐与活动　适宜的娱乐和活动有利于丰富老年人精神生活,延缓衰老。娱乐与活动的种类有散步、跳舞、慢跑、打太极拳、下棋、打门球、唱歌、书画等。老年人每日运动的总时间不超过2小时,以每日1～2次,每次30分钟为宜;运动的场地最好选择在空气新鲜、环境清静、地面平坦的地方;运动的强度应根据老年人运动后心率而定,循序渐进,持之以恒;活动或运动的强度应由小到大、逐渐增加;加强自我监护,确保安全,在活动过程中,一定要注意自我感觉。当出现轻度不适时,应立即停止活动;遇有严重不适时,应及时就医。

4. 清洁与舒适　维持清洁与舒适是老年人的基本生理需要,既可以满足老年人身心的需求及自尊,也可以预防压疮及其他并发症的发生。

（1）老年人每周可沐浴1～2次。沐浴时,浴室的温度一般为22～26 ℃,水温40～45 ℃。浴室里应有穿脱衣服的座椅,使用防滑垫或防滑地板,沐浴时间以10～15分钟为宜。

（2）洗发后可用牛角梳梳头,促进头部血液循环。

（3）老年人服装的选择既要美观也要舒适,尽量选择透气好、保暖、有弹性的面料。

（4）老年人的居室,要定期开窗通风,保持清洁,温湿度适宜,室内物品既要摆放整齐,又方便老人取用。

（二）安全与防护

老年人由于各个系统退化、平衡失调、感觉减退等,常会发生一些意外事故,如跌倒、呛噎、用药错误等,会给老年人和家庭带来伤害和经济负担,因此社区护士应指导老年人及家属做好安全防护。

1. 跌倒防护

（1）光线充足　老年人因感知觉功能退化、肌力减退容易跌倒,因此,老年人居室内的走廊、卫生间、楼梯、拐角等暗处应保持一定亮度;居室内夜间也应保持一定亮度,以便于老年人起床如厕。

（2）居室布置合理、地面防滑　老年人居室内地面应使用防滑材料,最好选择木质地板;门口地面最好不要有门槛;室内布置尽量排除障碍物;厕所内应设有扶手,厕所的门最好向外开,以便于发生意外时利于救护;患有直立性低血压的老年人,夜间去卫生间最好有人陪护或在床旁备好便器;地面要防湿,如地面有水时要有警示标志,避免走动,并尽快擦干。

（3）穿着合体　衣裤不宜过长,鞋不宜过大,平时尽量不宜穿拖鞋。

（4）外出安全　外出时避开高峰期,鼓励老年人穿着鲜艳的服装,以便引起路人及驾驶员的注意,减少意外伤害。

（5）动作适度　变换体位时动作不宜过快,防止直立性低血压发生,行走前,先站稳,再起步;行动不便的老年人,应使用拐杖或有人搀扶。

2011 年我国出台了《老人跌倒干预技术指南》,社区护士应认真学习指南内容,开展社区防跌培训班,对社区老年人及其家属进行相应的指导。

2. 预防呛噎　为预防老年人呛噎,进食时宜采取坐位或半坐卧位,细嚼慢咽、均匀小口进食,不宜过快,进食过程中应注意力集中,避免说笑或看电视;进流食易呛咳者,可将食物加工成糊状;吃干食发噎者,进食时准备水和汤。如果老年人发生呛咳,应该进行如下处理。

（1）立即停止喂食,马上送医。

（2）意识清醒的患者可采用立位或坐位,抢救者在患者背后,双臂环抱患者,一手握拳,使拇指掌指关节突出点顶住患者腹部正中线脐上部位,另一只手的手掌压在拳头上,连续快速向内向上推压冲击 6~120 次。

（3）昏迷倒地的患者采用仰卧位,抢救者骑跨在患者髋部按上法推压冲击脐上部位,这样冲击上腹部,等于突然增大了腹部的压力,可以抬高膈肌,使气道压力迅速加大,肺内空气被迫排出,使阻塞气管的食物上移并吐出。

3. 预防坠床　睡眠中翻身幅度较大或身材高大的老年人,尽量选用宽大舒适的床,必要时在床旁用椅子挡住;夜间可留用光线柔和的小夜灯,避免看不清床界而坠床;意识障碍的老年人应加床挡。

4. 用药安全　老年人多患慢性病常需长期服药,而老年人胃肠黏膜萎缩、胃肠蠕动延缓、胃肠供血减少,易导致胃肠功能障碍,影响胃肠对药物的吸收;大多药物经过肝脏解毒后由肾脏排泄,老年人肝肾功能减弱,药物在体内代谢速度减慢,分解能力减退,药物排泄缓慢,易引起蓄积中毒。社区护士应运用老年人的用药原则,正确指导用药。

（1）少用药、用法简单　老年人尽量少用药,当必须用药时,应遵医嘱对症治疗,一般合用药物控制在 3~4 种以内,最多不超过 5 种,尽量选择一箭双雕的药物,比如应用 β 受体阻滞剂或钙拮抗剂治疗高血压和心绞痛,使用 α 受体阻滞剂治疗高血压和前列腺增生,可以减少用药数目。同时服用多种药物时,应特别注意药物的配伍禁忌。

（2）适当的用量,以小剂量开始服用　中国药典规定 60 岁以上的老人只用成人剂量的 3/4,一般开始用成人 1/4~1/3 的剂量,然后由小逐渐加大至疗效满意而无药物不良反应出现为止。

（3）选药适当　应注意老年人生理上的不便,如视力较差的老年人避免用滴管计算用量的药物,应以大字注明药物名称、用法用量;老年人要慎重选用缓释剂型,因老年人胃肠功能减弱,影响药物吸收或胃排空减慢,药物在胃内停滞时间变长,吸收量增加,使药物浓度增大易蓄积;如老年人吞咽片剂或胶囊困难时,宜选择液体剂型或口服液、冲剂或注射给药。

（4）服药依从性　能否按治疗方案进行用药是决定治疗成功与否的关键。老年人常常忘记服药或服错药,特别是有痴呆症状、抑郁症或独居的患者。社区护士要耐心地向老年人解释按时用药的重要性,治疗过程中还应取得家属、邻居、亲友的支持。

（5）用法简单易行、足量温水服药　老年人记忆力变差,药物用法越简单越好,最好以晨服 1 次为宜;服药时,指导老年人用温水服药后再多饮几口水,使药片能顺利咽下,避免药片粘在食管壁刺激局部黏膜,影响药物吸收。

(6)观察用药反应　应注意按时按量服药,明确服药后的注意事项,注意服药后的反应,如出现异常症状,要及时停药,并及时就医。家人中最好有专人负责照顾老年人(特别是记忆力差或患有老年痴呆症的老年人)的生活,以免发生服错药、服错剂量、漏服、重复服用等问题。

(7)用药的姿势　以站立最佳,坐直身体也行,卧位时尽可能抬高头部,吞下药后约1分钟再躺下。

(三)精神心理慰藉

老年期是人生中一个特殊时期,是走向人生的完成阶段,也是实现作为人的生活价值的最后时期,这一时期随着生活适应能力的下降,身体状况的减退,容易产生各种心理障碍,如神经衰弱综合征、离退休综合征、空巢综合征等。社区护士应帮助老年人尽快适应角色的转换,给予情感上的支持。

(1)鼓励老年人合理安排生活,走出家门,保持一定范围的人际交往,多与外界交流,通过聊天和倾听缓解孤独感。

(2)避免情绪强烈波动,保持轻松、稳定的情绪。

(3)鼓励家庭成员从生活上多关心和体贴老年人,多与老年人沟通。

(4)鼓励老年人适当参加一些娱乐活动,培养兴趣爱好、坚持脑力活动等。

知识链接
3-3-1

能力测试
3-3

参考文献

[1]　李春玉,姜丽萍.社区护理学[M].4版.北京:人民卫生出版社,2017.

[2]　张先庚.社区护理学[M].3版.北京:人民卫生出版社,2018.

[3]　李玉红.社区护理学[M].北京:中国医药出版社,2016.

[4]　陈丽,张少羽.基础护理技术[M].武汉:华中科技大学出版社,2017.

[5]　王吉,江长缨.社区老年居民跌倒预防的综合性干预[J].护理学报,2012,(18):15-18.

(周彩琴)

Note

项目四　能够胜任社区常见慢性病的管理和护理

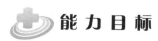

项目导言

　　随着现代社会经济的快速发展、生活方式的转变以及人口老龄化的加速，慢性病（例如心脑血管疾病和肿瘤）已成为危害我国居民健康的头号杀手。多项调查表明，近年我国慢性病上升态势仍未得到有效遏制，虽然伴随老化慢性病在老年人群中较突出，但慢性病年轻化趋势愈发明显。人群慢性病风险因素防控意识薄弱，医疗投入重点仍聚焦于临床，医疗负担日益严重。另外，随着肿瘤患病率的上升，终末期生命质量也开始受到关注。因此，在社区范围内开展全人群、全过程慢性病健康管理和临终关怀显得尤为重要，迫在眉睫。

任务一　能完成一般慢性病的社区管理和患者的居家护理

PPT
4-1

能力目标

1. 能说出慢性病的定义、特点及社区老年慢性病居家护理的相关知识。
2. 能学会社区一般慢性病和老年慢性病的管理及为患者提供居家护理的技能。
3. 能应用居家护理程序完成对一般慢性病及老年慢性病患者的居家护理。

微课 9

 案例引导

　　陆某，女，65 岁，高血压病史 6 年，一直服用硝苯地平（心痛定，每次 5 mg，每天 2 次）控制血压，1 个月来出现头痛、头晕、乏力、视物模糊症状，自行将硝苯地平次数增加为每日 3 次，仍不见好转，故来社区卫生服务中心就诊。测量血压 160/100 mmHg（服药后），查眼底显示视网膜动脉变细，血脂略高，血糖正常。有高血压家族史，诊断为高血压，控制血压失败的主要原因为降压方案不合理。请问：

　　1. 应如何做好高血压的社区管理？

　　2. 如何对陆某实施居家护理？

案例答案
4-1-1

Note

近年来,我国慢性病引起的死亡占总死亡比例不断增加,与发达国家接近,以心脑血管疾病和恶性肿瘤为代表的慢性病已成为严重威胁我国人群健康的重要公共卫生问题。2018年我国首部健康管理蓝皮书《中国健康管理与健康产业发展报告》发布,其中指出,中国卫生服务调查显示,中国居民慢性病患病率由2003年的123.3‰上升到2013年的245.2‰,十年间增长了一倍。据估算,我国确诊的慢性病患者已超过3亿,其中65岁以下人群慢性病负担占50%,我国城市和农村每年因慢性病死亡占总死亡人数的比例分别高达85.3%和79.5%。

一、什么是慢性病

(一) 慢性病的概念

慢性病,全称是慢性非传染性疾病,是指一类起病隐匿、病因复杂、病程长、病情迁延不愈的疾病。慢性病是一种长期性的状况,表现为生理功能逐渐、进行性减退,需要持续治疗和护理。在我国常见的慢性病主要有高血压、糖尿病、冠心病、恶性肿瘤等。慢性病已逐渐取代急性传染病,成为我国社区居民的主要健康问题。

慢性病患者的多数时间是在家庭和社区生活中度过,在社区开展慢性病患者的保健与护理,提高其自我护理能力,对控制慢性病的发病率、死亡率,改善和提高患者的生存质量具有积极的作用。

(二) 慢性病的特点及危险因素

1. 慢性病的特点

(1) 隐蔽性强 慢性病的发生和发展,经过一个由量变到质变的漫长过程。在初始阶段,可能不出现任何症状,人们并不意识到它们的存在,但它们却在不知不觉中进展,直到质变阶段才出现症状。

(2) 病因复杂 慢性病的病因既有遗传方面的又有环境方面的。诸如种族、家族史、年龄、性别、不合理的膳食结构、缺乏体力活动、吸烟酗酒、情绪等。

(3) 病程长,并发症多 慢性病病程长、症状复杂,容易产生多种并发症,且患者经济负担重,需要长期的治疗和护理。

(4) 不可逆转的病理变化 慢性病不能根治,是因为它有不可逆的病理改变,会造成残疾或功能障碍。

(5) 可预防性 通过控制与慢性病相关的一些危险因素可以降低慢性病的发病率。

2. 慢性病的危险因素 研究表明,影响慢性病发生、发展的危险因素有很多,主要可以分为行为因素、环境因素和不可改变因素三大类,其中行为因素、环境因素均是可以改变的。

1) 行为因素 行为因素主要是存在不良生活方式,包括不良饮食习惯,不良嗜好及不良行为习惯等。

(1) 吸烟 烟草中含有苯、焦油和多种致癌物质。吸烟也是慢性支气管炎、肺气肿和慢性阻塞性肺疾病的主要诱因之一,同时吸烟也会诱发心脑血管疾病。研究表明,吸烟者的冠心病、高血压病、脑血管病及周围血管病的发病率明显高于不吸烟者。除此之外,烟草中的尼古丁可影响钙的吸收,烟碱抑制成骨细胞,刺激破骨细胞的活性等,使骨密度降低,引发骨质疏松。对于孕妇来说,吸烟易致孕早期发生流产,孕中期发生妊娠周期最危险的并发症——妊高症。

(2) 饮酒 酒精主要在肝内代谢,长期酗酒容易导致酒精性脂肪肝、酒精性肝炎,甚至酒精性肝硬化。同时,中、高浓度酒精对食管和胃的黏膜损害很大,易引起黏膜充血、肿胀和糜烂,导致食管炎、胃炎、溃疡病。饮酒与冠心病、原发性高血压也密切相关,中度饮酒可增加心血管意外的发生。

(3) 饮食 根据相关统计,长期食高胆固醇饮食、高脂肪饮食、高盐饮食及刺激性饮食,长期食烟熏和腌制饮食,长期无规律进食,暴饮暴食等不良饮食习惯与肥胖症、糖尿病及心血管疾病、消化系统疾病等慢性疾病的罹患率成正相关。蔬菜、粗粮摄入过少,食物过于精细,易引起肠道疾病如痔疮、肠癌等。

（4）缺乏运动　在现代社会,由于生活节奏加快和交通工具便捷,人们常常以车代步,活动范围小,运动量不足,使得体重超重和肥胖的人数增加。体重超重或肥胖易导致冠心病、高血压、糖尿病、胆囊疾病,还可引发各种心理问题及其他疾病。

2）环境因素　包括自然环境、社会环境和心理环境。

（1）自然环境　环境污染破坏了生态平衡和人们正常的生活条件,对人体健康产生直接、间接或者潜在的有害影响。尤其是汽车尾气及工业废气、废水对外部大环境的污染,以及室内装修、厨房烹调油烟对生活环境的污染,都是导致肺癌、白血病等恶性肿瘤以及慢性阻塞性肺疾病的危险因素。

（2）社会因素　主要是政府部门关于卫生政策,卫生资源配置,医疗系统的可利用程度,人口结构和流动情况,个人的受教育程度等社会因素影响着居民健康。

（3）心理环境　生活及工作压力会引起紧张、恐惧、失眠甚至精神失常。长期处于精神压力下,可使血压升高、心率加快、血中胆固醇增加,还会降低机体的免疫功能。

3）不可改变因素　这些因素在目前的医疗条件下是不可改变的,主要包括年龄、性别及遗传因素。调查表明,城市、农村的慢性病患病率均随年龄的增加而增高。

（三）社区护士在慢性病管理中的作用

1. 资料收集　收集资料是开展慢性病管理至关重要的第一步。社区护士应对本社区管辖范围内的常住成年居民健康状况进行资料收集,建立电子档案。

2. 健康教育　对社区人群尤其是高危人群（指一级亲属患有慢性病、吸烟、高脂血症、高血糖、肥胖等人员）进行健康教育,以改变健康观念和行为方式为重点,采用多种形式开展健康教育,如建立知己俱乐部、咨询热线、健康网站、公众短信平台,使公众认识到慢性病的危险因素,更好地控制慢性病。

3. 充分利用社区资源　除了要完善社会医疗保险制度、提供便捷经济的社区卫生服务外,还要充分利用城市家庭功能良好、家庭内外资源丰富及家庭权利均衡等优势,在社区以家庭为单位开展慢性病管理,以药物治疗和生活方式为重点,以改善慢性病遵医行为为目的,为患者选择恰当合适的随访时间和项目,定期评估其管理效果,提高管理质量。此外,社区护士要熟悉各种社区资源以提供咨询和转诊服务,提供定期体检计划等活动,以帮助社区居民早期发现和治疗各种慢性病。

4. 提供直接或间接的居家护理　社区护士还需要提供直接的居家护理,并辅导患者的家属为患者提供所需要的护理。在对慢性病长期的护理中,护士应注意防止并发症的发生。慢性病具有长期性特征,需要患者长期遵从治疗护理计划,使患者能有效地执行治疗及护理方案。

5. 提供"防、治、管"三结合的健康管理　社区护士在慢性病管理中配合慢性病专家诊治的同时进行慢性病随访,根据患者的意愿进行一般管理、互动管理和强化管理。一般管理是指对自主性较强的患者,拟定防治方案,自主执行,护士只是通过电话跟踪随访执行效果,调整计划,以达到预防治疗的目的。互动管理是指对自主性强、具有充裕时间且能配合的患者和高危人群进行健康软件测评的"知己健康管理"。强化管理就是对病情重或不配合的患者采用健康教育、上门随访、电话追踪、家属和同伴督查、预约专家上门诊治乃至转诊治疗等强化管理,达到慢性病防治的目的。

二、高血压的社区管理和患者的居家护理

（一）高血压的概述

1. 定义及流行病学　在未用抗高血压药情况下,收缩压≥140 mmHg 和（或）舒张压≥90 mmHg,按血压水平将高血压分为Ⅰ级（轻度,血压为(140～159)/(90～99) mmHg)、Ⅱ级（中度,血压为(160～179)/(100～109) mmHg)、Ⅲ级（重度,血压≥180/110 mmHg)。患者既往有高血压病史,目前正在用抗高血压药,血压虽然低于140/90 mmHg,也应诊断为高血压。2018 年发布的《全国

高血压控制状况调查》显示,我国高血压患病率已高达 23.2%,但知晓率不及 50%,治疗率为 40.7%,控制率仅为 15.3%,因而高血压人群中存在着"三高三低"的特点,即患病率高、致残率高、病死率高,知晓率低、治疗率低和控制率低。

2. 危险因素 ①遗传因素;②年龄;③多种不良生活方式,如高钠、低钾膳食,过量饮酒,缺乏体力活动等;④长期精神紧张;⑤其他,如超重和肥胖,吸烟,糖尿病,血脂异常,药物影响等。

3. 临床表现 高血压一般起病缓慢,早期多无症状,患者常在体检或普查时发现血压高,或在精神紧张、情绪激动、身体劳累后血压升高,并出现头晕、头痛、头胀、耳鸣、眼花、心悸、失眠、易怒等症状,休息后可恢复正常。随着病情进展,血压升高明显而持久,上述症状渐见频繁,但症状的轻重与血压升高的程度可不完全成正比。后期因并发心、脑、肾等器官的损害而有相应的表现,严重高血压可促使形成主动脉夹层并破裂而致命。少数患者在某些情况下,血压急剧升高,而出现高血压危象或高血压脑病的表现。

(二)高血压的社区管理

1. 一级预防 主要针对健康人群,进行健康档案建立及管理;通过广泛宣传,提高人们对高血压发病危险因素的认识,采取针对性的干预计划;以倡导健康生活方式为内容的健康教育及健康促进,增强人们自我保健、预防高血压的意识和能力,如合理饮食、适当运动、戒烟戒酒等。

2. 二级预防 针对高危人群的管理,实施血脂、体重等指数的筛查,指导戒烟、减重等行为干预,定期组织血压监测,及早发现血压异常,早期诊断、治疗;对高危人群及家庭进行健康教育,提高其自我保健意识。

3. 三级预防 针对高血压患者的管理,运用以社区健康服务中心为主,以慢性病医院、专科医院为辅的管理模式,达到坚持治疗,减少靶器官的损害程度,防止残障,患者明确高血压管理意义与高血压控制的目标。

(三)高血压的居家护理

1. 血压的观察 教会患者定期正确地测量血压方法,做到定体位、定部位、定血压计。观察预防:有的患者会出现饭后低血压、直立性低血压等,尤其发生在服降压药过程中,指导患者变换体位时动作缓慢。血压突然升高时,应全身放松,静卧休息,并立即舌下含化心痛定 1 片或口服其他降压药,稍觉缓解后即到医院就诊。

2. 饮食干预 高盐膳食是中国人群高血压发病的重要因素,所以高血压患者要限制食盐的摄入量,WHO 建议每人每日食盐摄入量不超过 6 g。对有高血压家族史的高危人群,应养成少盐清淡饮食的习惯。

3. 生活方式指导

(1)控制体重 流行病学研究发现,体重与血压呈正相关,肥胖者高血压病的患病率是体重正常者的 2～6 倍,在超重和肥胖的患者中体重减少 5 kg,就能明显降低血压,而且有助于控制伴随的危险因素。

(2)严格戒烟限酒 吸一支烟可使收缩压升高 11～22 mmHg,心跳增加 5～20 次,长期大量吸烟会加重高血压病,故建议患者戒烟戒酒。

(3)保持良好的生活规律 保持良好睡眠、良好的心态、稳定的情绪和豁达的胸怀是预防高血压的必要条件。紧张、激动、过度疲劳等都会使体内的交感神经兴奋,促使儿茶酚胺分泌增加,使小动脉痉挛,从而使血管收缩,心跳加快,血压增高。

4. 药物干预 原发性高血压原则上应终生服药,不能以血压的起伏来作为是否服药的标准。遵医嘱服药,测量血压的变化以判断疗效,同时观察药物的不良反应,若出现不良反应要告知专业医生,及时调整用药量(表 4-1-1)。

5. 运动干预 运动降压主要是通过压力感受器重新调整血流分布,肾素-血管紧张素轴改变,胰岛素敏感性增加,降低交感神经兴奋性等机制实现的。可根据个人体质情况选择适合自己的运动,如游泳、跑步、爬山、打球、打太极拳等。

6. 预防心脑血管意外　保持良好的心态,学会控制情绪,保持有规律的生活、充足的睡眠,防止受寒,避免剧烈运动、过度用力和强烈应激等,避免使血压突然升高的各种因素,以防心脑血管意外。一旦患者出现高血压急症,应迅速让患者绝对卧床休息,抬高床头,避免一切不良刺激,放松心情,保持呼吸道通畅,及时拨打 120 送医院治疗。

表 4-1-1　常见降压药物名称、作用机理及不良反应

药 物 分 类	药 物 名 称	作 用 机 理	不 良 反 应
利尿剂	氢氯噻嗪 螺内酯 氨苯蝶啶 呋塞米	抑制肾小管对钠和水的重吸收,减少血容量,使血压下降	主要有低钾血症、高钙血症、高血糖和高脂血症。对肾功能减退的患者会引起血尿素氮和肌酐的增高
β受体阻滞剂	普萘洛尔 美托洛尔 卡维洛尔 拉贝洛尔	减慢心率、减弱心肌收缩力、降低心排血量和血浆肾素活性	导致心动过缓、诱发支气管哮喘、高血糖、高脂血症等。如大剂量使用还会诱发急性心力衰竭
钙通道阻滞剂	硝苯地平 尼卡地平 维拉帕米缓释剂 地尔硫䓬缓释剂	抑制钙通过细胞膜的钙通道进入周围动脉平滑肌细胞,降低外周血管阻力,使血压下降	可产生面部潮红、头痛、心跳加快、踝部水肿等副作用。维拉帕米和地尔硫䓬容易引起窦性心动过缓和房室传导阻滞
血管紧张素转换酶抑制剂(ACEI)	卡托普利 贝拉普利 依那普利 培哚普利	抑制血管紧张素 I 转变为血管紧张素 II,减慢有扩血管作用的缓激肽的降解,促进有扩血管作用的前列腺素的释放	最多的不良反应为不同程度的咳嗽,以咽痒、干咳为主,其他少见的不良反应有高钾血症、白细胞减少、低血糖等。对严重肾功能减退者慎用或不用
血管紧张素 II 受体阻滞剂(ARB)	缬沙坦 氯沙坦 坎地沙坦 奥美沙坦	ARB 结合 AT1,竞争性阻断血管紧张素 II 和 AT1 的结合,从而起到降压保护靶器官的作用	可有轻度头晕、恶心等,偶可致高钾血症

三、糖尿病的社区管理和患者的居家护理

(一)糖尿病的概述

1. 定义及流行病学　糖尿病是由遗传因素、免疫功能紊乱、感染、精神因素等各种致病因子作用于机体导致胰岛功能减退、胰岛素抵抗等而引发的糖、蛋白质、脂肪等一系列代谢紊乱综合征,临床上以高血糖为主要特点。其诊断标准为,糖尿病症状加任意时间血浆葡萄糖水平≥11.1 mmol/L,或空腹血浆葡萄糖≥7.0 mmol/L,或口服葡萄糖耐量试验(OGTT)中 2 小时葡萄糖水平(2 h PG)≥11.1 mmol/L。

根据国际糖尿病联盟(IDF)统计,2017 年全球糖尿病患者人数已达 4.25 亿,其中 80% 在发展中国家,估计到 2045 年全球将有超过 6 亿糖尿病患者。其中,中国以 1.1 亿糖尿病患者稳居榜首,并

Note

且患病率已达 11.6%。糖尿病的患病率随年龄增长而升高,近年发病有年轻化趋势,中年人糖尿病的发病率增长最为迅速,可能与不健康的生活方式有关。

2. 危险因素 ①遗传因素;②年龄;③不良生活方式,如不均衡膳食、吸烟、酗酒、压力过大、缺乏体力活动等;④其他,如超重和肥胖、高血脂、高血压、生产过巨大胎儿的妇女等。

3. 临床表现 典型病例可出现多尿、多饮、多食、消瘦等表现,即"三多一少"症状,糖尿病(血糖)一旦控制不好会引发各种并发症。慢性并发症主要有心脑血管疾病、肾脏疾病、视网膜疾病、神经病变等,其中冠心病、脑卒中、肾功能衰竭常是糖尿病患者致死或致残的主要原因,下肢坏疽亦可造成残疾,糖尿病引起的视网膜病变和白内障可以导致患者失明,其他并发症还有阳痿及各种感染等。酮症酸中毒是糖尿病的一种严重的急性并发症,多发生于病情严重阶段。

(二)糖尿病的社区管理

1. 一级预防 一级预防措施的对象是一般人群,目的是控制各种危险因素,降低糖尿病的发病率。通过健康教育,使社区健康人群提高对糖尿病的认识,加强自我保健,保持良好的生活习惯。如合理健康膳食,控制总热量,适当体力活动,控制体重,保持良好的情绪,防止过度紧张,注意保持个人卫生,预防各种感染等,使健康人群远离糖尿病。

2. 二级预防 针对高危人群的预防,通过定期筛查尽量做到糖尿病早发现、早诊断和早治疗,预防延缓糖尿病及其并发症的发生和进展。主要措施是在高危人群中筛查糖尿病和糖耐量降低(IGT)者。IGT 是正常和糖尿病之间的过渡状态,其转归具有双向性,既可转为糖尿病,又可转为正常。因此,在此阶段采取措施具有重要的公共卫生学意义和临床意义。

3. 三级预防 针对患者的预防措施,强调糖尿病的规范化治疗和疾病管理,从而预防急慢性并发症的发生,提高生命质量。

(三)糖尿病的居家护理

1. 饮食干预

(1)控制总热量 按照性别、年龄和身高,算出理想体重,然后根据理想体重和体力劳动强度来计算每日所需总热量。成年人休息状态下每日每千克理想体重给予热量 25～30 kcal,轻体力劳动 30～35 kcal,中度体力劳动 35～40 kcal,重体力劳动 40 kcal 以上。儿童、孕妇、乳母、营养不良和消瘦者、伴有消耗性疾病者应酌情增加 10%～20%,肥胖者酌情减少 10%～20%,使体重逐渐恢复至理想体重的正负 5% 以内。

(2)热量分配 糖类占饮食总热量的 50%～60%,提倡用粗质米、面和杂粮;蛋白质含量一般不超过总热量的 15%,成人每日每千克理想体重 0.8～1.2 g,儿童、孕妇、乳母、营养不良或伴有消耗性疾病者宜增至 1.5～2.0 g。脂肪约占总热量的 30%。三餐总热量分配可按进餐习惯分为早、中、晚餐各 1/3 或 1/5、2/5、2/5。

(3)膳食调配 饮食中限制甜食和酒类,少食高胆固醇食物。烹调应以植物油为主,限制动物脂肪的摄入。减少酒和盐的摄入,食盐用量每日不要超过 6 g,高血压者应小于 3 g,尽量不饮酒。提倡食用纤维素含量多的食物,每日纤维素含量不少于 40 g。

(4)注意事项 应使患者理解饮食控制的重要性,并愿意执行。患者应按计算的饮食量制定食谱,定时、定量进餐;如果进餐时间延后,应在餐前先喝一杯牛奶或吃一点饼干,以免发生低血糖反应;每周应定期测量一次体重,如体重改变超过 2 kg,应报告医师。

2. 药物干预 指导患者遵医嘱按时按量口服降糖药,了解各类降糖药物的作用、剂量、用法,并密切观察药物的不良反应。若需使用普通胰岛素,一般于饭前半小时皮下注射,中效或长效胰岛素常在早餐前 1 小时皮下注射。紧急情况下,仅普通胰岛素可静脉给药。胰岛素采用皮下注射法,宜选择皮肤疏松部位,如上臂外侧、臀部、大腿外侧、腹部等,注意避开脐部及膀胱区。注射部位应交替使用,以免形成硬结和脂肪萎缩(表 4-1-2)。

知识链接
4-1-1

表 4-1-2　口服降糖药物名称、作用机理及不良反应

药物分类	药物名称	作用机理	不良反应
促胰岛素分泌剂	磺脲类 格列本脲(优降糖) 格列齐特(达美康) 格列喹酮(糖适平)	具有刺激胰岛 β 细胞分泌胰岛素的作用。一般餐前半小时服用	最常见低血糖反应,偶见肝功能损害、白细胞减少、皮疹等,长期使用有体重增加的倾向
	非磺脲类 瑞格列奈(诺和龙) 那格列奈(唐力)	属于超短效药物,主要是模拟生理胰岛素第一时相分泌,用于控制餐后高血糖,餐时服用,在每次进餐前即刻口服,不进餐不服药	可有头痛、头昏,低血糖反应较磺脲类少
双胍类	二甲双胍(格华止) 苯乙双胍(降糖灵)	主要是抑制肝糖原的分解,并增加胰岛素在外周组织的敏感性。可于餐前、餐后或睡前口服	单独使用不会引起低血糖,大剂量服用可引起消化道反应、皮肤过敏反应,如有肝肾功能不全或缺氧情况时,可诱发乳酸性酸中毒
α葡萄糖苷酶抑制剂	阿卡波糖(拜糖平) 伏格列波糖(倍欣)	抑制 α 葡萄糖苷酶可延迟糖类吸收,降低餐后高血糖。应在进食第一口食物后服用	常见不良反应为胃肠反应,如腹胀、排气增多或腹泻,单用本药不引起低血糖,肝肾功能不全者应慎用
胰岛素增敏剂	罗格列酮(文迪雅) 吡格列酮(艾汀)	提高靶组织对胰岛素作用的敏感性,减轻胰岛素抵抗。可于餐前或进餐时口服	主要不良反应有水肿、体重增加,有心脏病、心力衰竭倾向或肝病者不用或慎用

3. 运动干预　运动能促进糖代谢及提高胰岛素在周围组织中的敏感性,有利于控制血糖,消耗脂肪和热量,有助于减肥,并可增强体质,保持心情愉快。建议患者进行规律、有度的有氧运动,如散步、打太极拳、做体操、慢跑、骑车等。建议餐后 1 小时后运动,运动时间 15～30 分钟,每周 3～5 次。运动时多补充水分,随身携带糖果、糖尿病卡,穿合适的衣服、鞋袜,运动后要检查皮肤、足部等。使用胰岛素者,当增加运动量时,患者必须在运动前进食,预防低血糖。一般出现低血糖症状,应立即停止运动,并进食。若不能缓解,应立即送医院治疗。

4. 自我监测和管理　注意症状变化,如口干、多饮、多尿、多食等。定期监测血糖,正常空腹血糖 4.4～6.1 mmol/L,餐后 2 小时血糖 4.4～7.8 mmol/L。另外,定期测量血压、血脂、视力、听力,管理体重、腰围、臀围等。计算体重指数 BMI＝体重(kg)/身高(m)^2,BMI(正常值)<18.5,超重时 BMI≥23,肥胖时 BMI≥25。此外,糖尿病患者易发生皮肤及腔道的感染而加重病情,因此要保持环境的清洁,注意个人卫生,防止皮肤受伤,特别要防止呼吸道、泌尿道和会阴部的感染。

5. 足部护理　由于糖尿病患者已发生动脉硬化加之外周神经病变,一旦出现足部外伤或感染,极易引起足部溃疡甚至坏疽,因此要注意保护足部皮肤。其方法如下。

(1)每天仔细检查足部,有无外伤、鸡眼、水疱、趾甲异常等,如发现有,及时就医。

(2)穿舒适的鞋袜,如宽头软底鞋,吸汗透气棉袜,不穿高跟鞋、露脚尖鞋或拖鞋等。

(3)每日用 40～45 ℃的温水泡脚,保持趾间清洁干燥。

(4)冬季要注意足部保暖,不主张使用热水袋直贴足部加热取暖,以防烫伤。

(5)修剪指甲要注意剪平,切忌过度修剪致甲床受伤。

(6)坚持足部和小腿运动,以促进下肢血液循环。

6. 心理干预 关心和理解患者,鼓励患者诉说心理感受,耐心倾听,多与患者及家属交流沟通。介绍治疗效果好的病例,说明情绪与机体的抗病能力密切相关,给患者提供尽可能多的心理支持,使患者有良好的心态对待疾病。

四、冠心病的社区管理和患者的居家护理

(一)冠心病的概述

1. 定义及流行病学 冠心病是一种常见病、多发病。它是由于冠状动脉发生粥样硬化,使管腔狭窄,甚至阻塞,造成心肌缺血、缺氧或坏死而导致的心脏病。冠心病是发达国家人群的首要死亡原因,近几年发病率在我国呈上升趋势,且趋于低龄化。

2. 危险因素 ①遗传因素;②性别、年龄;③血脂异常;④不良生活方式,如吸烟、不合理膳食、酗酒、缺乏体力活动等;⑤社会心理因素;⑥其他,如超重和肥胖、高血糖、高血压、口服避孕药等。

3. 临床表现 发作时常突感心前区疼痛,多为绞痛或压榨痛,也可为憋闷感,疼痛从胸骨后或心前区开始,向上放射至左肩、臂,甚至小指和无名指,亦可放射至颈部、下颌、牙齿、腹部等,休息或含服硝酸甘油可缓解。如胸痛性质发生变化,持续时间长(常常超过半小时),硝酸甘油不能缓解,则应考虑发生了心肌梗死(危及生命)。

(二)冠心病的社区管理

1. 一级预防 主要为面向一般健康人群的健康教育与健康促进活动,控制或减少对发病起决定性作用的危险因素,如高脂血症、高血压、糖尿病、吸烟、肥胖等,从而提高自我保健意识和防护能力。

2. 二级预防 主要针对高危人群,提高冠心病的检出率,采取药物或非药物方法进行预防及早期治疗,减少疾病的恶化和发展,促进患者的康复。建立社区冠心病高危人群和患者健康档案,定期随访,实施动态管理。进行健康教育,教会高危人群和患者识别冠心病发作的征兆。

3. 三级预防 如已发生并发症,则及时治疗,防止恶化,延长寿命,提高生活质量。

(三)冠心病的居家护理

1. 饮食干预 饮食不当是引发本病的重要原因之一,因此合理的饮食是防治冠心病的重要措施。饮食应低热量、低脂,多吃瓜果蔬菜,定时定量,禁忌烟酒、咖啡等,增加膳食纤维素摄入,限制食盐,忌食过饱,鼓励多饮水。

2. 药物干预 药物治疗是治疗本病的重要手段,要保证药物的疗效,防止药物的副作用。首先向患者详细说明病情,讲解用药的必要性、有效性和安全性。指导患者舌下含服且在用药过程中学会自我监测,遵医嘱定期检查血压、心电图、血脂、血糖等,为及时调整方案提供依据。提高患者用药依从性,按医嘱定时服药,切勿自行停药。了解使用硝酸甘油的注意事项,外出时随身携带硝酸甘油及急救卡。定期整理药物,注意药物有效期,存放在棕色小瓶内,避光干燥保存。

3. 运动干预 适当的锻炼对于冠心病患者的恢复是有利的,可增强心肌收缩力,促进侧支循环,增强体力,降低胆固醇,还可增加生活乐趣。应根据患者的病情制定详细的运动方案,包括对运动的种类、持续时间、频率、运动强度和注意事项加以指导;应根据患者的体质、病情选择以不感过度疲劳的运动,如打太极拳、做保健操、散步、慢跑等,时间不宜太长,运动强度以每分钟心率不超过120~130 次,频率为每周 3~5 次为宜。当运动中出现心慌、胸闷或头晕时,应立即中止运动;运动前要先热身,如举臂、伸腿等,运动后不应立即停止,更不应马上上床休息而应进行放松活动;不宜在寒冷的环境中锻炼,因为头部及胸部暴露在寒冷的空气中,会反射性引起冠状动脉收缩,引起心绞痛;避免在大量进餐、喝浓茶或咖啡后 2 小时内锻炼;急性发作期应严格卧床休息,一切日常活动由护理人员帮助进行,注意保持环境安静、舒适、整洁,室温适宜,减少探视,防止不良刺激。

4. 心肌梗死的家庭急救方法 若身边无救助者,应立即拨打 120 急救电话,并停止一切活动,就

地休息,同时让患者舌下含服硝酸甘油或消心痛。家属要保持镇定,让患者卧床休息,尽量减少不必要的体位变动,避免一切干扰。若症状不缓解可再次含服,连续超过 30 分钟疼痛仍未缓解,应考虑发生心肌梗死可能。一旦怀疑心肌梗死,应首先稳定患者情绪,有条件的及时吸氧,测心率、血压,待病情稍稳定后再转医院治疗,转运患者时嘱患者不可用力,尽量避免多次搬动。有的患者心绞痛、心肌梗死症状不典型,如出现反复性牙痛、上腹部疼痛以及原因不明的不适,亦不可忽视,应及时到医院就诊,做心电图相关检查,以免延误病情。

五、恶性肿瘤的社区管理和患者的居家护理

(一) 恶性肿瘤概述

1. 定义及流行病学　恶性肿瘤,亦称癌症,是机体细胞在致癌因素的长期作用下发生过度增生及异常分化所形成的新生物,新生物一旦形成,不会因致癌因素的消除而停止生长,其生物学特性为过度增殖、浸润、复发与转移。

20 世纪 90 年代恶性肿瘤已成为我国人口的第二位死因。从世界范围来看,各种恶性肿瘤发病率有升有降,以升为主。不同地区和不同民族各种肿瘤发病差别很大,且各种肿瘤的高发年龄也不同。我国恶性肿瘤的死因顺位,城市以肺癌居首位,农村以胃癌居首位。城市人口中结肠癌、直肠癌及肛门癌死亡率明显高于农村,而农村的宫颈癌死亡率显著高于城市。一般随着年龄的增长肿瘤死亡率上升。

2. 危险因素　外源性因素,如不良生活习惯(如吸烟、高热量高脂肪食物、摄入大量烈性酒),环境污染、慢性刺激与创伤(如炎症溃疡),天然及生物因素(如紫外线、病毒等),医源性因素(如电离辐射);内源性因素,如遗传、免疫、内分泌等。

3. 临床表现　肿瘤因其细胞成分、发生部位和发展程度有所不同,可呈现多种多样的临床表现。一般而言,早期肿瘤症状不明显,肿瘤发展后期表现较为显著。

(1)局部表现　肿块、疼痛、溃疡、出血、梗阻,其他表现有胸腔积液、腹腔积液、病理性骨折等。

(2)全身症状　体重减轻、食欲不振、大量出汗、贫血、乏力、恶病质等。临床上,某些恶性肿瘤的初发症状可能是任何一、二项表现。

(二) 恶性肿瘤的社区管理

1. 一级预防　消除或减少可能致癌的因素,防止恶性肿瘤的发生。人类几十年的防癌实践证明,控制肿瘤发病应重在预防。大约 80% 以上的人类恶性肿瘤与环境因素有关,在全社会树立环保意识、减轻环境污染对实施癌症的一级预防十分重要。建立健康的生活方式,如膳食合理、坚持体育锻炼、戒烟等较为重要。25%～35% 的恶性肿瘤与饮食有关,应多食纤维素、新鲜蔬菜水果,忌食高盐、霉变食物。与烟草有关的除肺癌、口腔癌外,食管、胃、膀胱、胰、肝的恶性肿瘤也与之相关。此外,职业性暴露于致癌物,如石棉、苯及某些重金属等也可能致癌,所以应做好职业防护。

2. 二级预防　在恶性肿瘤早期阶段发现它并及时予以治疗。对高发区及高危人群定期进行检查是较为确切可行的方法。一旦发现癌前病变,及时加以治疗,例如切除胃肠道腺瘤或息肉,及时治疗子宫颈慢性炎症伴不典型增生病变,治疗慢性胃溃疡或经久不愈的下肢溃疡等。另外,尽可能发现较早期的恶性肿瘤进行治疗,可获得较好的治疗效果。

3. 三级预防　治疗后的康复,提高生存质量及减轻痛苦,延长生命。恶性肿瘤的预防概念与其他疾病预防概念不同,它不仅着眼于减少恶性肿瘤的发生,而且着眼于降低恶性肿瘤的死亡率和提高生存质量。

(三) 恶性肿瘤的居家护理

1. 饮食干预　鼓励患者进食,以保证三大营养物质、微量元素及多种维生素的摄入,宜少量多餐,吃清淡、易消化的食物,如米汤、粥、烂面、菜汤等,每餐量不宜过多,花样、品种多样化,以增加患

者选择,鼓励多食新鲜的蔬菜和水果。在餐前不做增加患者不适的治疗、护理等,疼痛时予镇痛剂,并适当用止吐剂,使治疗、营养两不误。

2. 药物干预 患者在家主要以口服化疗药物为主,社区护士要指导患者仔细阅读用药说明书或按医嘱严格掌握用药时间,对胃产生刺激的药物建议饭后服用,以减少药物对胃部的损伤。化疗药一般比较容易引起恶心、呕吐的症状,所以可以选择睡前服药,并加用止吐、镇静药物等减少不适。服药时需采取正确的服药姿势,一般应站着服用药片,并且至少要喝 100 mL 温开水。对于一些无法下床的晚期患者,可将枕头放在背后,取半坐卧位或尽量抬高头部服药。

3. 环境护理 舒适的自然环境在护理工作中,尤其是肿瘤患者的护理中具有十分重要的作用。可让患者按照自己的喜好选择病房及床位,以此满足患者的心理需求,使他们积极乐观地接受治疗。

4. 疼痛护理 疼痛是肿瘤患者的常见症状,由肿瘤细胞累及器官、骨骼,或因放疗、化疗反应等因素所引起。难以忍受的疼痛,使得患者非常恐惧,甚至绝望,失去生存的信心。因此,解决疼痛问题是肿瘤患者护理的重要任务之一。护士要认真评估并准确记录疼痛发生部位、性质、时间、程度、发作规律、可缓解药物和方法,指导患者放松,例如疼痛加剧时进行缓慢的深呼吸、全身肌肉放松、听音乐,采取暗示疗法、松弛法、鼓励法,或与患者共同讨论感兴趣的问题等以分散患者的注意力,解除患者的烦躁、忧虑,减轻患者生理上的疼痛和心理上的痛苦。必要时,遵医嘱提供适量止痛药,选用止痛效果好、副作用小的药物,采取口服、栓剂或静脉用药等方法。对于晚期难以控制的疼痛可按癌症三阶梯止痛疗法进行处理,应把握好用药时间、剂量和给药方式,注意观察用药后反应。如患者出现恶心、呕吐、胸闷等不适症状,要认真关注,积极给予对症处理。

5. 心理护理

(1)语言行为恰当 不要在患者面前交头接耳,使患者怀疑是在谈论自己的病情,如果已有确切诊断,应先与家属说明情况,共同商讨向患者告知的时间与方式。

(2)做好知识宣教 为了确定诊断,往往需要做各种检查、治疗,由于患者缺乏必要的知识,护士应耐心讲解。对于患者因知识缺乏而出现的不遵医疗行为,应检讨医护人员工作方面的缺陷而不应过分责怪患者。当出现严重并发症时,患者会表现为急躁,缺乏信心,社区护士应积极给予患者情感方面的支持,请患者说出治疗过程中的感受,讲解治疗的安全性、有效性,鼓励其坚持治疗。

(3)康复阶段护理 由于肿瘤患者治疗周期长,社区护士要与患者和家属制定切实可行的康复计划,鼓励患者参加社会活动,如肿瘤患者自发组织的活动,一起锻炼身体,互相鼓励。同时向家属宣传家庭护理过程中的相关知识,从房间布置,患者情绪调理,到如何给患者心理支持,让家属充分起到对患者心理支持的作用,及时询问患者康复阶段的情况,增加患者的安全感及康复的信心。

(4)临终阶段护理 晚期肿瘤患者身体极度衰竭但神智尚清,这时需要更多的安慰和疏导。应积极主动解决患者疼痛、厌食、躯体移动障碍、睡眠形态紊乱等问题,不能对患者表现出厌烦、冷漠,应注意满足患者每个微小的愿望,维护患者的自尊,帮助其整理好个人卫生,尊重个人习惯。

参考文献

[1] 吴淑娥,朱秀敏.社区护理[M].北京:中国科学技术出版社,2016.

[2] 罗慧媛,丁美红.成人护理(内科护理)[M].上海:第二军医大学出版社,2016.

[3] 包家明.护理健康教育与健康促进[M].北京:人民卫生出版社,2014.

(王 燕)

知识链接
4-1-2

知识链接
4-1-3

知识链接
4-1-4

能力测试
4-1

PPT
4-2

微课 10

任务二　能完成社区老年慢性病管理和患者的居家护理

 能力目标

1. 能说出社区老年慢性病的管理和居家护理的相关知识。
2. 能学会针对社区老年慢性病管理和居家护理的技能。
3. 能应用护理程序完成对老年慢性病患者的居家护理。

案 例 引 导

陈某,男,75 岁,一个月前在家里突然晕倒,当时被送入医院,诊断为"脑卒中"。患者配偶告诉护士,患者发病前一直口服降压药控制高血压,但平时爱吃咸食,生活无规律,对自身疾病的认识少。患者现已出院回家,但有偏瘫、失语、大小便失禁,生活不能自理。请问:

1. 应如何做好脑卒中的社区管理?
2. 如何对陈某实施居家护理?

案例答案
4-2-1

一、脑卒中的社区管理和患者的居家护理

(一)脑卒中概述

1. 概念　脑卒中(stroke)又称脑血管意外,是一组起病突然,以局灶性神经功能缺失为共同特征的急性脑血管疾病。它包括缺血性脑卒中及出血性脑卒中,缺血性脑卒中是由于脑的供血动脉(颈动脉和椎动脉)狭窄或闭塞、脑供血不足导致的脑组织坏死的总称。出血性脑卒中是指非外伤性原因导致的脑实质内蛛网膜下腔,以及脑室内的血管破裂导致的脑出血。缺血性脑卒中发病率高于出血性脑卒中。

2. 危险因素　脑卒中的危险因素可分为两大类:可控制因素和不可控制因素。

(1)可控制因素　高血压、高血脂、糖尿病、肥胖、吸烟、一过性脑缺血发作等。

(2)不可控制因素　年龄、种族、遗传、气候等。

3. 临床表现

(1)先兆症状　脸部、手臂及腿部麻木,尤其是身体单侧;说话或理解困难;单眼或双眼视力出现问题,视物不清;行走困难,头晕眼花,失去平衡或协调能力;不明原因的剧烈头疼。症状反复发作,可自行缓解,大多不留后遗症。

(2)缺血性脑卒中　脑血栓形成的患者多在安静状态下发病,发病较慢,有先兆症状,意识清楚、偏瘫、失语,症状和体征因受累血管不同而不同。脑栓塞患者有心梗等病史,发病急,偏瘫,短暂意识丧失、肢体抽搐。

(3)出血性脑卒中　突然发病,症状在数分钟至数小时内达高峰,多有血压明显升高,常有头痛、呕吐、肢体瘫痪、失语和意识障碍。临床表现的严重程度主要取决于出血的部位和出血的量。

Note

（二）脑卒中的社区管理与预防

1. 一级预防　在社区进行健康教育和健康管理，加强早期干预，使社区每位居民都能了解脑血管病的基本知识，避免危险因素，如高血压、高脂血症、糖尿病、寒冷、吸烟等；提倡合理饮食；适当运动；根据现存的危险因素，按其严重程度，坚持治疗和护理干预；建立健康档案，认真仔细地采集脑卒中患者的资料，并进行追踪管理。

2. 二级预防　对于具有脑卒中危险因素，但未合并其他慢性病者，要加强脑血管疾病危险因素的监测。二级预防主要监测内容为血压、血糖、血脂和暂时性脑缺血发作。争取做到早期发现，及早采取有效的干预措施，避免脑卒中的发生。脑卒中患者的家属也应被纳入高危人群进行管理，尤其是已患高血压、糖尿病、高脂血症的家属，应与患者同步管理，采取脑血管病的预防措施。

3. 三级预防　三级预防的目标是减少后遗症和并发症的发生，提高生活质量。三级预防主要内容包括：提供心理支持、生活重建和预防再发脑卒中；通过健康教育，使社区人群懂得脑卒中的基本知识，保持情绪稳定，自觉改变不良的生活方式和行为习惯；指导家属对患者进行家庭护理，预防并发症的发生；指导患者和家属进行肢体功能锻炼，逐步提高患者生活自理能力。对中重度致残的患者，提供家庭护理和康复训练，延缓生命，提高生活质量。

（三）脑卒中患者的居家护理

1. 发病时的家庭救护　密切观察脑卒中患者的表现，做到快速识别，可通过面-臂-语言-时间测试（face-arm-speech-time，FAST）。笑一笑：让患者微笑一下。如患者微笑的时候面部不对称，一侧不能微笑，提示患者脑卒中，是面瘫的标志。动一动：让患者双手平举保持10秒钟。如果10秒钟内一侧肢体下落，提示肢体瘫痪。说一说：让患者说一句较长的话。如果说时有困难或者找不着词，提示有语言障碍。一旦出现脑卒中，应保持冷静，不要对患者大声呼唤或摇晃其身体，也不可将患者扶起，以防加重病情。应2～3人同时将患者抬起，一人托住其头和肩，保持头部不受到震动；一人托住患者的背部或臀部；另一人托住患者臀部或腿部，同时将患者抬起，轻轻放在床上，头部略抬高，稍向后倾，并偏向一侧。若身边只有一个人，不要放下患者不管而去打电话或找人帮忙，应先帮患者就地平卧，头偏向一侧。采取上述措施后，立即拨打"120"，电话中应说明病情、患者所在地址及联系电话。意识尚清的患者，最好不要自行处理（如擅自用药），更不应等待观察，以免失去最佳的治疗时机。

2. 并发症的预防　脑卒中患者由于长期卧床，容易出现压疮、泌尿系统感染、肺炎、便秘等并发症。护士在家访时注意观察有无并发症的早期表现，指导照顾者掌握预防并发症的护理要点及方法。例如，应经常将卧床患者扶起来坐一坐，轻轻叩打后背。患者取侧卧位，护士将手的五指并拢向掌心微弯呈空心掌状，自下而上、由外向内迅速而有节律地叩击患者胸壁，促进两侧肺底的血液循环，预防坠积性肺炎。给患者多翻身（每2小时翻身一次）、按摩受压部位如枕后、肩胛骨、臀部、脚跟等以预防压疮的发生。患者如发生排尿障碍，应鼓励患者多饮水。注意口腔卫生，保持会阴部清洁，勤换衣裤和床单；帮助患者养成定时排便的习惯，预防便秘；提供营养支持，不能进食者给予鼻饲；防止意外损伤。出血性脑卒中患者应避免导致再出血的诱发因素。高血压患者应特别注意气候变化，规律服药，保持情绪稳定，将血压控制在适当水平，切忌血压忽高忽低。一旦发现异常应及时就诊。护士还应经常检查照顾者的工作，发现问题及时纠正。

3. 康复护理指导　护士家访时指导照顾者帮助患者被动运动，协助患者练习床上翻身、坐起、床边行走、室内行走以及一些小关节的精细运动。与患者和照顾者一起制定康复护理计划，使患者主动活动和被动活动相结合，床上锻炼和下地锻炼相结合，全身锻炼和局部锻炼相结合；身体条件允许的患者可以到社区医院的康复训练室，在专业康复师的指导下，进行康复训练，如进行语言、大小便管理的训练。后遗症期的康复，一般在发病后1～2年。此期康复护理目标为指导患者继续训练和利用残余功能，使用健侧肢体代偿部分患侧肢体的功能，同时指导家属尽可能改善患者的周围环境,以最大限度地实现生活自理。

4. 居家环境评估　对脑卒中患者进行家庭访视时,社区护士要注意评估患者居住的环境,居室内是否有不利于患者活动的障碍物或可能导致患者受伤的隐患。例如,门槛可能会绊倒患者,也不方面轮椅出入。必要时对居家环境的布置进行改良,如家中的过道不可放置物品,马桶旁安装扶手等。

5. 心理护理　脑卒中患者由于自理能力受限,病程较长,容易对治疗产生急躁情绪或失去信心,护士应了解患者心理状态,耐心倾听患者及家属的诉说,给予适当的心理支持。让患者参与康复护理计划的制定,护理目标要切合实际,不要过高,以免影响患者情绪,当患者取得进步时,要及时鼓励。

二、慢性阻塞性肺疾病的社区管理和患者的居家护理

(一)慢性阻塞性肺疾病概述

1. 概念　慢性阻塞性肺疾病(COPD)是一种具有气流受限特征的可以预防和治疗的疾病,气流受限不完全可逆,呈进行性发展。最后导致肺源性心脏病,出现严重的慢性心肺功能衰竭。COPD居全球死因的第四位,在我国居死因的第三位,居我国农村死因的首位。

2. 危险因素　主动或被动吸烟、职业性粉尘、化学物质、大气污染、病毒和细菌感染等。

3. 临床表现　主要表现为咳嗽、咳痰、气短和呼吸困难。气短开始在劳累时出现,逐渐加重,导致在日常活动甚至休息时也感到气短,这都是 COPD 的标志性症状。患者早期症状不明显,病重时可有持续性咳嗽、咳痰、气促、喘息和胸闷等呼吸系统症状。重症患者可出现全身表现,如桶状胸、呼吸运动减弱;呼吸功能严重不全时出现皮肤黏膜、口唇、指端发绀;肺动脉高压、右心功能不全时可表现有相应体征,如颈静脉怒张、下肢水肿等。

4. 诊断　主要根据存在吸烟、感染等高危因素,临床症状、体征及肺功能检查等综合分析确定。不完全可逆的气流受限是 COPD 诊断的必备条件;有少数患者无咳嗽、咳痰症状,仅在肺功能检查时 $FEV_1/FVC < 70\%$,除此之外其他疾病后亦可诊断为 COPD。

(二)慢性阻塞性肺疾病患者的社区管理与预防

1. 一级预防　针对健康人群,以一级预防为主,目的是减少慢性支气管炎的发病率。通过健康教育,提高社区人群对该病危险因素的认识,增强自我保健意识。最简单有效的方法是不要吸烟或被动吸烟;保护环境,避免污染,减少或尽量避免到空气污染严重的地方;注意居室环境卫生,经常通风,保持适宜的温度和湿度,避免有害物质和气体吸入;注意身体锻炼和耐寒锻炼,提高抗病能力;在寒冷季节或气候转变时,注意保暖,防止发生感冒;注意进食高热量、高蛋白质、高维生素的食物。

2. 二级预防　通过筛查发现高危人群,及时进行管理。建立健康档案,加强监测资料的收集,分析高危人群的危险因素,确定可干预因素,如针对吸烟、职业接触、环境污染等实施有针对性的干预措施。提高高危人群的自我保健能力,减少呼吸道感染的发生以及延缓发展。

3. 三级预防　针对慢性阻塞性肺疾病患者管理采取积极有效的措施,减少并发症的发生以及降低死亡率,提高生活质量。其重要的内容是通过健康教育提高患者对疾病的认识,提高治疗的依从性;对呼吸功能减退的患者,督促患者定期进行肺功能检查,坚持进行康复锻炼;及时发现问题并处理。

(三)慢性阻塞性肺疾病患者的居家护理

1. 戒烟　吸烟者应立即戒烟,任何时候戒烟都不算晚。成功戒烟一般分四个阶段:想要戒、准备戒、开始戒、戒到底,彻底排除烟害,才是真正的成功。一般来说,在戒烟 4 周后慢性阻塞性肺疾病引起的咳嗽、咳痰、呼吸困难等症状就会逐渐消失。

2. 坚持适宜的体育锻炼　在日常生活中,坚持适宜的体育锻炼对于预防 COPD 很有效,如快

95

走、打太极拳等。

3. 氧疗护理 呼吸困难伴低氧血症者,遵医嘱给予氧疗,一般采用鼻导管持续低流量吸氧,氧流量 1～2 L/min,提倡长期家庭氧疗。氧疗有效的指标:患者呼吸困难减轻、呼吸频率减慢、发绀减轻、心率减慢、活动耐力增加。指导患者及家属了解家庭氧疗目的、必要性和注意事项。注意安全,供氧装置周围严禁烟火,防止氧气燃烧爆炸;吸氧鼻导管每日更换,以防堵塞、感染;氧疗装置定期更换、清洁、消毒。

4. 保持呼吸道通畅 ①湿化气道:痰多黏稠、难以咳出的患者需多饮水,以达到稀释痰液的目的。也可遵医嘱每天进行超声雾化吸入。②有效咳痰:如晨起时咳嗽,排出夜间聚积在肺内的痰液,就寝前咳嗽排痰有利于患者的睡眠。③协助排痰:护士或家属协助给予胸部叩击和体位引流,有利于分泌物的排出,也可用特制的按摩器协助排痰。

5. 用药护理 遵医嘱应用抗生素、支气管舒张药和祛痰药,注意观察疗效及不良反应。

6. 呼吸功能锻炼 慢性阻塞性肺疾病患者需要增加呼吸频率来代偿呼吸困难,这种代偿多数依赖于胸式呼吸。但胸式呼吸的效率低于腹式呼吸,患者容易疲劳,因此,护士应指导患者进行缩唇呼吸(图 4-2-1)、膈式或腹式呼吸(图 4-2-2)、吸气阻力器的使用等呼吸训练,以加强胸、膈呼吸肌的肌力和耐力,改善呼吸功能。

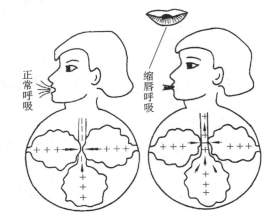

图 4-2-1 缩唇呼吸

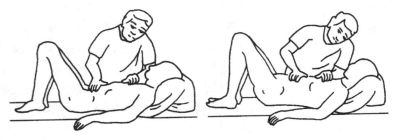

图 4-2-2 腹式呼吸

7. 心理护理 慢性阻塞性肺疾病患者因长期患病、社会活动减少、经济收入降低等因素导致失去自信,易形成焦虑和抑郁的心理状态,护士应给患者做好心理疏导与心理安慰,使其树立战胜疾病的信心并能够积极配合治疗。

8. 疾病预防指导 戒烟是预防慢性阻塞性肺疾病的重要措施。

三、前列腺增生症的社区管理和患者的居家护理

(一) 前列腺增生概述

1. 概念 良性前列腺增生症(BPH)简称前列腺增生,俗称前列腺肥大,是引起老年男性排尿障

碍原因中最常见的良性疾病。男性自 35 岁以后前列腺可出现不同程度的增生，50 岁以后可出现临床表现。前列腺增生能引起尿路梗阻，最终导致肾功能损害。

2. 危险因素　病因尚不明确。目前认为高龄是前列腺增生的重要因素，其中男性激素、多种生长因子、类固醇激素受体等与前列腺增生有一定的关系。

3. 临床表现

（1）尿频　前列腺增生患者最初出现的症状。早期仅表现为夜尿次数增多，随着梗阻的加重，白天也可出现尿频。

（2）进行性排尿困难　前列腺增生患者的典型症状。表现为排尿迟缓、断续、尿后滴沥。尿路梗阻严重时排尿费力、射程缩短，尿线细而无力，终呈滴沥状。

（3）尿潴留　梗阻严重者膀胱残余尿增多，长期可导致膀胱收缩无力，发生尿潴留，并可出现充溢性尿失禁。前列腺增生的任何阶段，可因受凉、劳累、饮酒等使前列腺突然充血、水肿，发生急性尿潴留。

（4）继发症状　合并感染时可出现膀胱刺激征；合并膀胱结石时表现为尿流中断；若长期排尿困难易导致肾积水、肾功能衰竭。长期高腹压排尿还可合并疝、痔或脱肛。

（二）前列腺增生症患者的社区管理与预防

1. 一级预防　在未患前列腺增生的人群中，大力开展健康教育和促进健康，动员全社会都来关注男性健康。

（1）生活指导　避免诱发急性尿潴留的因素，指导患者做提肛训练，锻炼尿道括约肌功能。

（2）自我观察　若尿线逐渐变细，甚至出现排尿困难者，应及时到医院检查和处理。

（3）定期复查　定期做尿流动力学、前列腺 B 超及残余尿量检查。当然，健康教育应贯穿在整个前列腺病防治的过程中，无病预防，有病促进康复。

2. 二级预防　出现前列腺增生的症状后，要早治疗并且彻底治疗；建立健康档案，通过社区健康筛查发现并详细登记，每位患者都需要建立健康手册，记录前列腺评分情况（表 4-2-1）、自觉症状，并录入数据库，方便定期检查和随访；制定干预方案，根据患者的健康档案和基本信息，结合实际，制定个体化的干预方案，如保健知识、保健技能和对症药物。

3. 三级预防　已经发生器质性变化后的预防和控制，如前列腺已经中度肥大，用药无法将它消除或使之恢复正常大小时，应该帮助患者恢复排尿功能，做到不阻不憋，顺畅自然，维护正常肾功能。

表 4-2-1　国际前列腺症状评分表（IPSS）

登记号_____　　　　　　　　　　　　　　　　　　　　　　　评分_____

评价内容	症状评分					
在过去一个月中有无以下症状？	没有	在两次中少于一次	少于半数	大约半数	多于半数	几乎每次	评分
1. 是否经常有尿不尽感	0	1	2	3	4	5	
2. 两次排尿间隔是否不超过 2 小时	0	1	2	3	4	5	
3. 是否经常有间断性排尿	0	1	2	3	4	5	
4. 是否经常出现排尿不能等待	0	1	2	3	4	5	
5. 是否经常出现尿线变细	0	1	2	3	4	5	

续表

评价内容	症 状 评 分						
在过去一个月中有无以下症状?	没有	在两次中少于一次	少于半数	大约半数	多于半数	几乎每次	评分
6. 是否经常需要用力才能开始排尿	0	1	2	3	4	5	
	没有	一次	两次	三次	四次	多于四次	
7. 夜间需要起来排尿几次	0	1	2	3	4	5	

注:0~7分,轻度,密切观察;8~18分,中度,需要治疗;19~35分,重度,需要积极治疗。

(三) 前列腺增生症患者的居家护理

1. 未手术的前列腺患者的居家护理

1)心理护理 尿频,尤其是夜尿频繁,令患者生活不便;排尿困难与尿潴留也给患者带来了身心痛苦。给患者解释前列腺增生的主要治疗方法,使患者增加对疾病的了解,鼓励患者树立战胜疾病的信心。

2)急性尿潴留的预防与护理 避免因受凉、过度劳累、饮酒、便秘引起的急性尿潴留。急性尿潴留者应及时留置导尿管引流尿液,恢复膀胱功能,防止肾功能损害。

3)日常护理

(1)适度规律的性生活。适度的性生活不仅不会加重病情,反而有助于前列腺炎的消退。

(2)戒辛辣饮食,减少摄入高胆固醇类食物,鼓励少食"红肉"(如牛肉、羊肉、猪肉等),多吃"白肉"(如鸡肉、鸭肉、鱼肉等),禁止饮酒及忌食辛辣刺激性食物。

(3)忌久坐、熬夜。久坐时会阴部及盆腔容易充血。

(4)保持大便通畅,防止便秘。

(5)及时排尿,不要忍尿或者憋尿,避免憋尿过久而引起尿潴留。

(6)参加适当的体育活动,如练气功、打太极拳等,以增强体质,预防感冒。

4)药物治疗的护理 良性前列腺增生的患者常用多沙唑嗪、非那雄胺、托特罗定等,观察用药后排尿困难的改善情况及药物的副作用。

2. 前列腺术后患者的居家护理

1)生活指导

(1)前列腺增生采用药物或其他非手术疗法者,应避免因受凉、劳累、饮酒、便秘而引起急性尿潴留。

(2)前列腺增生术后进食易消化、含纤维素多的食物,预防便秘,必要时可服缓泻剂;术后1~2个月内避免剧烈活动,如提重物、跑步、骑自行车、性生活等,防止继发性出血。

2)康复指导

(1)术后前列腺窝的修复需3~6个月,因此,术后可能仍会有排尿异常现象,应多饮水,定期化验尿和复查尿流率及残余尿量。

(2)如有尿失禁现象,应指导患者进行肛提肌锻炼,以尽快恢复尿道括约肌功能。其方法是吸气时缩肛,呼吸时放松肛门括约肌。

3)心理指导 前列腺切除术后常会出现逆行射精,不影响性交。原则上,经尿道前列腺电切术后1个月,经膀胱前列腺切除2个月后可恢复性生活。少数患者出现阳痿,可先采取心理治疗,同时查明原因,进行针对性治疗。

四、老年痴呆症的社区管理和患者的居家护理

（一）老年痴呆症概述

1. 概念　老年痴呆症又称阿尔茨海默病,是一种起病隐匿的进行性发展的神经系统退行性疾病。65 岁以前发病者,称早老性痴呆;65 岁以后发病者称老年性痴呆。

2. 危险因素　老年痴呆症的发病可能与遗传因素,老年人神经递质乙酰胆碱减少影响记忆和认知功能,老年人免疫系统障碍,慢性病毒感染,长期铝的蓄积,高龄,长期进食过饱以及文化程度低等因素有关。

3. 临床表现

（1）第一阶段　为轻度痴呆期,即遗忘期,历时 1～3 年。早期首发症状为记忆减退,尤其是近期记忆,不能学习和保留新信息。语言能力下降,找不出合适的词汇表达思维内容甚至出现孤立性失语。空间定向不良,易于迷路。抽象思维和恰当判断能力受损。情绪不稳,情感可较幼稚,或呈童样欣快,情绪易激惹,偏执、急躁、缺乏耐心、易怒。人格改变,如主动性减少、活动减少、孤僻、自私、对周围环境兴趣减少、对人缺乏热情、敏感多疑。

（2）第二阶段　为中度痴呆期,也称混乱期,历时 2～10 年。完全不能学习和回忆新信息,远期记忆力受损但未完全丧失。注意力不集中。定向力进一步丧失,常去向不明或迷路,并出现失语、失用、失认、失写、失计算;日常生活能力下降,如洗头、梳头、进食、穿衣及大小便等需要别人协助。人格进一步改变,兴趣更加狭窄,对人冷漠,甚至对亲人漠不关心,言语粗俗,无故打骂家人,缺乏羞耻感和伦理感,行为不顾社会规范,不修边幅,不知整洁,将他人之物据为己有,争吃抢喝类似孩童,随地大小便,甚至出现本能活动亢进,发生违法行为。行为紊乱,精神恍惚,无目的地翻箱倒柜,爱藏废物,视作珍宝,怕被盗窃,出现攻击行为等,有的患者动作日渐减少,端坐一隅,呆若木鸡。本期是本病护理中最困难的时期,

（3）第三阶段　为重度痴呆期,也称晚期,历时 8～12 年。生活完全不能自理,两便失禁。智力趋于丧失。无自主运动,缄默不语,成为植物人状态。常因吸入性肺炎、压疮、泌尿系统感染等并发症而死亡。

（二）老年痴呆症患者的社区管理与预防

1. 一级预防　大力开展科普宣传,普及有关老年痴呆症的预防知识和早期症状。老年痴呆症的预防要从中年开始做起,积极合理用脑,保证充足睡眠,注意脑力活动多样化,培养广泛的兴趣爱好和开朗性格,如发展社会网络,多交朋友,多吃富含锌、锰、硒、锗类的健脑食物,适当补充维生素 E,中医的补肾食疗有助于增强记忆力。戒烟限酒;尽量不用铝制炊具;积极防治高血压、脑血管病、糖尿病等慢性病。建立健康档案。通过社区健康筛查发现并详细登记,每位患者都需要建立健康手册,中年时期如出现健忘,有可能是老年痴呆症的预警信号,健忘之初,是预防老年痴呆症的最佳时期。

2. 二级预防　对高危人群进行筛查并录入数据库,定期检查和随访。对公众进行健康教育,使其掌握老年痴呆症早期症状的识别,同时能利用简易精神状态检查量表(mini mental status examination,MMSE)及时发现老年痴呆症前期患者。鼓励有记忆减退主诉的老年人及早就医,以利于及时发现介于正常老化和老年痴呆症之间的轻度认知障碍,对老年痴呆症做到真正意义上的早期诊断和干预。制定干预方案。根据患者的健康档案和基本信息,结合实际,为其制定个体化的干预方案,如保健知识和技能、对症药物、居家护理和随访。动脉硬化是老年痴呆症的主要"敌人";缺乏必要的微量元素(如锌等),也可致血管病变,导致老年痴呆症的发生;日常除全身性活动外,尽量多活动手指;培养多种兴趣如琴棋书画,可活跃脑细胞;学习外语;家庭和睦,能使身心健康;保持对事业的执着追求。调查表明,整日无所事事的人患老年痴呆症的比例高。

3．三级预防　重度痴呆的晚期,患者不认识周围环境,不知年月和季节,语言词不达意,无情感活动,日常生活不能自理,严重者卧床不起。

(三) 老年痴呆症患者的居家护理

1．日常生活护理

(1) 着装　衣服按穿着的先后顺序叠放。避免太多纽扣,以拉链代替纽扣,以弹性裤腰取代皮带。选择不用系带的鞋子。选用宽松的内裤。

(2) 进食　定时进食,最好是与其他人一起进食。食物要简单、软滑,最好切成小块。进食时,应将固体和液体食物分开,以免患者不加咀嚼就将食物咽下而导致窒息。如果患者使用义齿,要协助患者正确地安装义齿并每天清洗干净。每天安排数次喝水时间,并注意水不可过热或过凉。

(3) 睡眠　睡前避免饮水过多,可先上洗手间,避免半夜醒来。另外,不要让患者在白天睡得过多。

(4) 自我照顾能力的训练　对于轻度、中度痴呆患者,应尽可能给予自我照顾的机会,并进行生活技能训练。如反复练习洗漱、穿脱衣服、用餐、如厕等,以提高老年人的自尊。应理解老年人的动手困难,鼓励并赞扬其自理的行为。

(5) 专人护理　患者完全不能自理时应有专人护理。有的患者因缺乏主动性而躺倒不起,或晚期患者因大小便失禁而易发生压疮,此时应加强皮肤护理,保持皮肤的清洁、干燥且无异味。同时要为患者及时添减衣服,注意劝其进食,充分补充营养和水分,防止感染。

2．用药护理

(1) 全程陪伴　老年痴呆症患者常忘记吃药、吃错药,或忘了已经服过药又过量服药,所以,患者服药时必须有人在旁陪伴,帮助其将药全部服下,以免遗忘或错服。患者常不承认自己有病,或者因幻觉、多疑而认为给的是毒药,所以他们常常拒绝服药。需要耐心说服、解释,以取得合作。对拒绝服药的患者,一定要看着患者把药吃下,并让患者张开嘴,检查是否咽下,防止患者在无人看管时将药吐掉。

(2) 重症患者服药　吞咽困难的患者不宜吞服药片,最好研碎后溶于水中服用;昏迷的患者由胃管注入药物。

(3) 观察不良反应　老年痴呆症患者服药后常不能诉说不适,要细心观察患者有何不良反应,及时报告医师,调整给药方案。

(4) 药品管理　对伴有抑郁症、幻觉和自杀倾向的老年痴呆症患者,一定要管理好药品,放到患者拿不到或找不到的地方。

3．智力康复训练

(1) 记忆训练　鼓励老年人回忆过去的生活经历,帮助其认识目前生活中的人和事以恢复记忆并减少错误判断;鼓励老年人参加一些力所能及的社交活动,通过动作、语言、声音、图像等信息的刺激提高记忆力。对于记忆力障碍严重者,通过编写日常生活活动安排,制定作息计划,挂放日历等帮助记忆。对容易忘记的事或经常出错的程序,设立提醒标志,以帮助记忆。

(2) 智力锻炼　进行拼图游戏。对一些图片、实物、单词做归纳和分类,进行由易到难的数字概念和计算能力训练等。

(3) 理解和表达能力训练　在讲述一件简单事情后,提问并让老年人回答,或让其解释一些词语的含义。

(4) 社会适应能力的训练　结合日常生活常识,训练老年人自行解决日常生活问题。

4．安全护理　生活环境的准备及安全护理如下。

(1) 80 岁老年人需要的光线强度是 20 岁年轻人的 3 倍。因此,在家中应为老年人提供足够的光线和照射。同时室内温、湿度要适宜,空气新鲜,减少致病的微生物。

（2）提供较为固定的生活环境　尽可能避免搬家。当患者到一个新地方时，最好能有他人陪同，直到患者熟悉新的环境和路途。家具应简单化，不要经常更换位置，在卧室、厨房和卫生间做标志，便于老年人识别。大型的日历、挂钟可促进老人对时间的定向感。

（3）佩戴标志或定位器　患者外出时最好有人陪同或佩戴写有患者姓名和电话的卡片或手镯，以助迷路时被人送回；或随身携带具有定位功能的饰品或手机，以便跟踪定位找回。

（4）防止意外发生　老年痴呆症患者的认知、判断、记忆能力丧失或降低，他们常可发生跌倒、烫伤、烧伤、误服、自伤或伤人等意外。应将老年人的日常生活用品放在看得见、找得着的地方，减少室内物品位置的变动，地面防滑，以防止跌伤骨折。床铺要低矮、柔软舒适，必要时采用约束带，以防坠床摔伤。患者洗澡、喝水时注意水温不能太高，热水瓶应放在不易碰撞的地方，以防止烫伤。不要让患者单独承担家务，以防止煤气中毒，或因缺乏应急能力而导致烧伤、火灾等意外。有毒、有害物品应放入加锁的柜中，以防止中毒。尽量减少患者的单独行动，锐器、利器放在隐蔽处，以防痴呆老人因不愿给家人增加负担，或在抑郁、幻觉、妄想的支配下发生自我伤害或伤人。当患者出现暴力行为时，切勿以暴还暴，保持镇定，尝试引开患者的注意，找出导致暴力表现的原因，采取措施，防止类似事件再次发生。如果暴力表现变频，应及时就医，给予药物控制。

5．心理护理

（1）鼓励家人陪伴　给予老年人各方面必要的帮助，多陪伴老年人外出散步，或参加一些学习和力所能及的社会、家庭活动，使其排解孤独和寂寞，感受家庭的温馨和生活的快乐。

（2）开导老年人　多安慰、支持、鼓励老年人，遇到患者悲观时，应耐心询问原因，予以解释，播放一些轻松愉快的音乐以活跃情绪。

（3）维护老年人的自尊　注意尊重老年人的人格，对话时要和颜悦色，专心倾听，回答询问时语速上要缓慢，使用简单、直接、形象的语言；多鼓励、赞赏、肯定患者在自理和适应方面做出的努力。切忌使用刺激性语言，避免使用"呆傻、愚笨"等词语。

6．照顾者的支持　指导并教会照顾者和家属自我放松的方法或技巧，合理休息，寻求社会支持，适当利用家政服务机构、社区卫生服务机构、医院或其他专门机构的资源，组织老年痴呆症患者家庭进行相互交流，相互联系与支持。

五、帕金森病的社区管理和患者的居家护理

（一）帕金森病概述

1．概念　帕金森病（parkinson's disease，PD），是一种由锥体外系功能障碍引起的中枢神经系统退行性疾病，是中老年最常见的中枢神经系统疾病。主要临床特征为静止性震颤、肌强直、运动迟缓和姿势步态异常。由于其突出特点是静止性震颤，故又称震颤麻痹。主要病理改变是黑质多巴胺（DA）能神经元变性和路易小体形成。常为 60 岁以后发病，男性稍多，起病缓慢，进行性发展。首发症状多为震颤（60%～70%），其次为步行障碍（12%）、肌强直（10%）和运动迟缓（10%）。

2．危险因素

（1）年龄老化　黑质 DA 神经元、纹状体 DA 随年龄增长逐年减少。但老年人发病者仅是少数，老化只是帕金森病发病的促发因素。

（2）环境因素　有机磷农药、一氧化碳、除草剂、鱼藤酮、重金属等的中毒。

（3）遗传因素　约 10% 的帕金森病患者有家族史，呈不完全外显常染色体显性遗传。

3．临床表现　呈现有规律的拇指对掌和手指屈曲的不自主震颤，多从一侧上肢开始；具有静止时明显震颤，动作时减轻，入睡后消失等特征，故称为静止性震颤；随病程进展，震颤可逐步涉及下颌、唇、面和四肢。少数患者无震颤，尤其是发病年龄在 70 岁以上者；肌强直症状多从一侧的上肢或下肢近端开始，逐渐蔓延至远端、对侧和全身的肌肉；患者随意动作减少、减慢；早期走路拖步，迈步

知识链接
4-2-1

时身体前倾,姿势步态异常。

(二)帕金森病患者的社区管理与预防

1. 一级预防　大力开展科普宣传,普及有关帕金森病的预防知识和早期症状。建立健康档案,通过社区健康筛查发现患者并详细登记,每位患者都需要建立健康手册。60 岁以上人口的患病率为 1%。对有长期接触杀虫剂、除草剂或某些工业化学品,或有家族史等高危人群进行详细筛查并录入数据库,定期检查和随访。

2. 二级预防　制定干预方案。根据患者的健康档案和基本信息,结合实际,为其制定个体化的干预方案,如保健知识和技能、对症药物、居家护理和随访。高危人群应每天坚持运动,运动量要多于正常人;大部分帕金森病患者患有抑郁症,情绪低落易诱发帕金森病,所以保持愉快的心情也是预防的重要方面。

3. 三级预防　帕金森病为慢性进行性加重的疾病,后期常死于压疮、感染、外伤等并发症,应帮助患者及家属掌握疾病相关知识和自我护理方法,帮助分析和消除不利于个人及家庭应对的各种因素,制定切实可行的护理计划并督促落实。康复治疗如进行肢体运动、语言、进食等训练和指导,可改善患者生活质量,减少并发症。心理疏导与疾病教育也是帕金森病的重要综合治疗措施;严格按照医嘱并给予全面护理,防止病情加重。除了必要的药物治疗之外,进行适当的身体锻炼,保持心情舒畅可有效预防帕金森病的发生或复发。

(三)帕金森病患者的居家护理与预防

1. 生活护理

(1)衣着　衣服较宽大、柔软,尽量不带扣子,可选用拉链、按扣或自粘胶等,布料最好选用全棉,便于吸汗。穿防滑性较好的鞋子,如平底的皮鞋和布鞋,避免胶底鞋,因摩擦系数过高;不要穿拖鞋,易脱落,甚至绊倒自己,也不要穿系带鞋。

(2)饮食　给予高热量、高维生素、高纤维素、适量优质蛋白质的易消化饮食,戒烟、酒。对于流涎多的患者可使用吸管吸食流质;对于咀嚼能力和消化功能减退的患者给予软食或半流食;对于进食困难、饮水反呛的患者要及时插胃管给予鼻饲,防止引起误吸、窒息或吸入性肺炎。进食含纤维素丰富的食物,多吃新鲜蔬菜、水果,多喝水,减少便秘。

(3)居室调整　夜间起床时必须保证光线充足,床头灯的开关要设置在顺手的地方。最好睡在带厕所的卧室,或床旁放置便盆;对于下肢行动不便、起坐困难者,应配带有扶手的高脚椅,床不宜太高或太低,方便起卧,必要时用助行器;中晚期患者的床上应安置固定的架子,上有悬带下垂,方便患者借助吊带坐起,床的侧方绑一根宽带子,晚间可以借助手的力量独自翻身。睡衣、床单和被褥都使用绸缎面,方便夜间翻身。室内地面平坦,减少台阶,铺设防滑地板和地砖,潮湿后尽可能擦干;浴缸内或淋浴地板上铺防滑的橡胶垫,浴缸处设有安全扶手便于抓扶。浴室内安放固定的高脚凳,方便坐着洗澡和穿脱衣服;增加便桶高度,设置扶手便于坐下和站起;床旁放置高脚便盆。

2. 运动护理

(1)疾病早期　指导患者维持并增加业余爱好,坚持适当运动锻炼,保持身体和各关节的活动强度与最大活动范围。

(2)疾病中期　已出现某些功能障碍或起坐已感到困难的患者要有计划有目的地锻炼。应每天做完一般运动后,练习走路;步行时要目视前方,以保持步行的幅度与速度。

(3)疾病晚期　患者出现显著的运动障碍而卧床不起,应帮助患者采取舒适体位,被动活动关节,按摩四肢肌肉,注意动作轻柔,勿造成患者疼痛和骨折。

3. 安全护理

(1)对于上肢震颤未能控制、日常生活动作笨拙的患者,应避免热水、热汤,谨防烫伤。选用不易打碎的不锈钢饭碗、水杯和汤勺,避免玻璃和陶瓷制品;禁止患者自行使用锐利器械和危险品。

（2）对有幻觉、欣快、抑郁、精神错乱、意识模糊的患者应特别强调专人陪护。护士应认真查对患者是否按时服药，药物代为保管，每次送服到口；智力障碍的患者应安置在有严密监控的区域，避免自伤、坠床、坠楼、走失、伤人等意外发生。

4. 心理护理 细心观察患者的心理反应，及时给予正确的信息和引导，使其能够接受和适应自己目前的状态并能设法改善。

5. 疾病知识指导 早期轻型病例无需特殊治疗，主要在于鼓励患者进行适当的活动与体育锻炼；当疾病影响到患者日常生活和工作能力时，应指导患者及家属了解本病的临床表现、病程进展和主要并发症，帮助患者和照顾者适应角色的转变，掌握自我护理知识，积极寻找和去除任何使病情加重的原因。

6. 治疗指导 告知患者本病需要长期或终生服药治疗，让患者了解用药原则，常用药物种类与名称、剂型、用法、服药注意事项、疗效及不良反应的观察与处理。

7. 照顾者指导 本病为一种无法根治的疾病，病程长达数年或数十年，家庭成员身心疲惫，经济负担加重，容易产生无助感。医护人员应关心照顾者及家属，以便使患者得到更好的家庭支持。

六、骨质疏松症的社区管理和患者的居家护理

（一）骨质疏松症概述

1. 概念 骨质疏松症（osteoporosis，OP）是一种以低骨量和骨组织微细结构破坏为特征，导致骨骼脆性增加，易发生骨折的代谢性疾病。本病各年龄期均可发病，但常见于老年人，尤其是绝经后的女性，其发病率居所有代谢性骨病的首位。

2. 危险因素 年龄、性别；生活环境、饮食运动习惯；内分泌疾病及其他全身疾病、药物、家族史等。

3. 临床表现

（1）骨痛和肌无力 早期无症状，被称为"寂静之病"，尤其是老年人，对疼痛的敏感性降低，多数患者在严重的骨痛或骨折后才知道自己患了骨质疏松症。骨痛通常为弥漫性，无固定部位，检查时不能发现压痛区（点）。

（2）椎体压缩 椎体骨折多见于绝经后骨质疏松，可引起驼背和身高变矮，多在突发性腰背疼痛后出现。同时，腰椎压缩性骨折常导致胸廓畸形，可出现胸闷、气短、呼吸困难等，严重畸形还可引起心排出量下降、心血管功能障碍、肺活量下降等，极易并发上呼吸道和肺部感染。

（3）骨折 骨量丢失超过 20% 时即可出现骨折，是骨质疏松最常见和最严重的并发症。骨折部位多见于脊柱、髋部和前臂。其中髋部骨折（股骨颈骨折）最常见，危害也最大，多发生在中老年人，以女性多见。

（二）骨质疏松症的社区管理与预防

1. 一级预防 应从儿童、青少年做起，注意合理膳食营养，多食用含钙、磷高的食品，如鱼、虾、牛奶、乳制品、骨头汤、鸡蛋、豆类、杂粮、绿叶蔬菜等。坚持科学的生活方式，坚持体育锻炼，多接受日光浴，不吸烟、不饮酒，少喝咖啡、浓茶及碳酸饮料，少吃糖及食盐，动物蛋白也不宜过多。晚婚、少育，哺乳期不宜过长，尽可能保存体内钙质，丰富钙库，将骨峰值提高到最大值是预防生命后期骨质疏松症的最佳措施。对有遗传基因的高危人群，重点随访，早期防治。建立健康档案，通过社区健康筛查发现患者并详细登记，每位患者都需要建立健康手册，对于骨质疏松症的预防，在达到峰值骨量前就应开始行动，以争取获得较理想的峰值骨量。

2. 二级预防 人到中年，尤其妇女绝经后，骨丢失量加速。此期应每年进行一次骨密度检查，对快速骨量减少的人群，应及早采取防治对策。制定干预方案，根据患者的健康档案和基本信息，结合实际，为其制定个体化的干预方案，如保健知识和技能、对症药物、居家护理和随访。近年来欧美

各国多数学者主张,在妇女绝经后 3 年内即开始长期雌激素替代治疗,同时坚持长期预防性补钙,以安全、有效地预防骨质疏松。提供老年人有关的书籍、图片和影像资料。指导老年人每日适当运动和进行户外日光照晒。提供老年人每天的饮食计划单,尤其要指导老年人多摄入含钙及维生素 D 丰富的食物。指导老年人服用可咀嚼的片状钙剂,且应在饭前 1 小时及睡前服用,钙剂应与维生素 D 同时服用。

3. 三级预防 对退行性骨质疏松症患者应积极进行抑制骨吸收(雌激素、钙),促进骨形成(活性维生素 D)的药物治疗,还应加强防摔、防跌倒等措施。对中老年骨折患者应积极手术,实行内固定,早期活动,给予体疗、理疗、补钙、抑制骨丢失,提高免疫功能,以及心理、营养等综合治疗。康复训练应尽早实施,近年的科研成果表明,以补肾为主、健脾为辅的中医疗法对骨质疏松有一定疗效,可配合使用。

(三)骨质疏松的居家护理

1. 一般护理

(1)适当运动 适当的步行、游泳、慢跑、骑自行车等户外运动可保持和增加骨量,并可使老年人的肌肉、关节的协调性和应变力增强。要循序渐进,持之以恒。绝经期妇女每周坚持 3 小时的运动,可使总钙增加。如明确诊断为骨质疏松症的患者,应在医生指导下活动,必要时使用弹性的钢片腰托保护腰椎,预防腰椎骨折的发生。有疼痛时可睡硬板床,卧床休息数天到一周。

(2)合理膳食 指导患者摄入充足的富钙食物,成人日钙摄入量为 800~1000 mg,绝经后妇女每天 1000~1500 mg。同时应保证蛋白质和维生素的摄入,足够的蛋白质有助于骨质疏松的治疗,但动物蛋白不宜摄入过多;多进食富含异黄酮类食物,如大豆等对保持骨量也有一定作用;戒烟酒,避免咖啡因的摄入,少饮碳酸饮料,少吃糖及食盐。

2. 预防跌倒 加强预防跌倒的宣传教育和保护措施,如家庭和公共场所防滑、防绊、防碰撞措施。指导患者维持良好姿势,改变姿势时动作应缓慢。必要时可建议患者使用手杖或助行器,以增加其活动时的稳定性。衣服和鞋穿着要合适,有利于活动。

3. 减轻或缓解疼痛 休息时应卧于加薄垫的木板或硬棕床上,仰卧时头不可过高,在腰下垫一薄枕。必要时可使用背架、紧身衣等限制脊柱的活动度。也可通过热水浴、按摩、擦背以促进肌肉放松。同时,应用音乐治疗、暗示疏导等方法对缓解疼痛也是有效的。疼痛严重者可遵医嘱使用止痛剂、肌肉松弛剂等药物,骨折者应通过牵引或手术等方法最终缓解疼痛。

4. 用药护理

(1)钙剂于空腹时服用效果最好,服用时多饮水,以增加尿量,减少泌尿系统结石的形成。钙剂与维生素 D 同服时,不可与绿叶蔬菜一起服用,以免形成钙螯合物而减少钙的吸收。

(2)性激素必须在医师的指导下使用,剂量要准确,并与钙剂、维生素 D 同时使用。

(3)二膦酸盐应晨起空腹服用,同时饮清水 200~300 mL,服药后半小时内不能进食或喝饮料,也不能平卧,应采取立位或坐位,以减轻对食道的刺激。

5. 预防并发症 骨折卧床的老年人,应每 2 小时翻身一次,保护和按摩受压部位,指导老年人进行呼吸和咳嗽训练,做被动和主动的关节活动训练,定期检查,防止并发症的出现。

6. 心理护理 骨质疏松症患者由于疼痛及害怕骨折,常不敢运动而影响日常生活。因此,护士要协助患者及家属适应其角色与责任,尽量减少对患者康复不利的心理因素。

七、老年性骨关节病的社区管理和患者的居家护理

(一)老年性骨关节病概述

1. 概念 老年性骨关节病(degenerativeosteoarthritis),又称骨性关节炎、老年性骨关节炎、增生性关节炎等,是由于关节软骨发生退行性变,引起关节软骨完整性破坏以及关节边缘软骨下骨板

知识链接
4-2-2

变化,继而导致关节症状和体征的一组退行性关节疾病。本病好发于髋、膝、脊椎等负重关节以及肩、指间关节等,高龄男性髋关节受累多于女性,手上的骨性关节炎则以女性多见。本病随年龄增大发病率也随之上升,65 岁以上的老年人患病率达 68%。

2. 危险因素　遗传因素、感染、生理性老化、肥胖、性激素、吸烟、长期不良姿势导致的关节形态异常等。

3. 临床表现　关节活动后隐匿发作持续性钝痛,休息可缓解。有晨僵症状但时间较短暂,一般不超过 15 分钟。指关节静止一段时间后,开始活动时感到僵硬,如黏住一般。多见于老年人下肢关节,活动后可改善。随着病情的进展可出现关节畸形和功能障碍。

(二)老年性骨关节病的社区管理与预防

1. 一级预防　年龄增长、骨骼老化、胶原蛋白流失是骨关节炎形成的重要原因。坚持合理、适量的运动,特别是骨关节炎受累最多的手指、肘关节、肩关节、腰椎等的运动;饮食合理均衡,注意适量补充钙质;休息是应对关节炎最好的方法。建立健康档案,通过社区健康筛查发现患者并详细登记,每位患者都需要建立健康手册。对于易发人群要特别重视,定期体检可及早发现,并进行早期治疗。凡超过 45 岁的女性和超过 50 岁的男性每年应检查一次骨密度。

另外,应加强健康教育和促进健康,具体措施如下。

(1)宣传老年性骨关节病的相关知识,增强保护关节的意识,如肥胖者减肥、避免膝关节外伤、尽量少穿高跟鞋等。

(2)应进食营养丰富、高热量、高蛋白质、高维生素及有利于钙吸收的食物;补充钙剂,可给予钙片或高钙食物,如骨头汤等。

(3)适时适度运动,动静结合。症状较轻时可适度运动,症状较重时以休息为主;关节炎发作的急性期应禁止锻炼,可行半蹲静力训练和股四头肌静力收缩功能锻炼;症状缓解后可选择对关节冲击力小的柔和运动,如散步、慢跑、打太极拳等。

(4)保持正确的姿势,避免机械损害。

(5)加强日常保养,预防骨质疏松。

(6)在医生指导下进行综合治疗。

2. 二级预防　制定干预方案,根据患者的健康档案和基本信息,结合实际,为其制定个体化的干预方案,如保健知识和技能、对症药物、居家护理和随访。了解和认识本病的危害性,提高患者消除和避免致病因素的意识。关键在于早发现、早治疗。如在上下楼梯、下蹲站立等动作时感到疼痛且呈间歇性,一般经过休息会有所好转。一旦出现疼痛症状,千万不要麻痹大意,应及时就医,因为疼痛往往是本病的早期症状。

3. 三级预防　积极缓解骨性关节炎症状。在急性期关节发热、肿胀,宜先应抬高患肢;当关节炎疼痛发作,发热时,可用毛巾包裹冰袋置于疼痛关节上进行局部冷敷,每次不超过 10 分钟;当炎症消退、消肿后可用热敷,或泡热水澡,每次也不要超过 10 分钟。慢性期还可选用红外线、超短波、针灸、蜡疗、按摩等。对大多数没有手术指征的膝关节炎患者,可在医师指导下进行药物治疗。

(三)老年性骨关节病的居家护理

1. 一般护理

(1)休息与活动　老年人宜动静结合。一般情况下应以不负重活动为主,规律而适宜的运动可有效预防和减轻病变关节的功能障碍。急性发作期应限制关节活动;肥胖老年人更应坚持锻炼,尽量选择运动量适宜、能增加关节活动的项目,如游泳、做操、打太极拳等。

(2)营养管理　根据患者情况,遵医嘱给予优质蛋白质、低脂、易消化饮食,尽量减少高脂、高糖食物的摄入;尽量尊重患者饮食习惯和口味,促进食欲,增进营养。进食有障碍或合并其他疾病不能进食者遵医嘱给予鼻饲或静脉营养治疗。

2．减轻疼痛　对患髋关节骨关节炎的老年人来说,减轻关节负重和适当休息是缓解疼痛的根本措施,可用手杖、拐、助行器站立或行走。疼痛严重者,可卧床牵引限制关节活动。膝关节骨关节炎的老年人除适当休息外,上下楼梯时可使用扶手,起立时以手支撑扶手以减轻关节软骨所承受的压力。如果患者膝关节积液严重,应卧床休息。另外,局部理疗与按摩的综合措施,对骨关节炎有一定的镇痛作用。

3．用药护理　如关节经常出现肿胀,不能长时间活动或长距离行走,X 线片显示髌股关节面退变,则可在理疗的基础上加用药物治疗。

4．手术护理　对症状严重、关节畸形明显的晚期骨关节炎老年人,人工关节置换术是最后的选择。术后护理因不同部位的关节而有所区别。髋关节置换术后患肢需皮牵引,应保持有效牵引,同时要保证老年人在牵引状态下的舒适和功能;膝关节置换术后患肢用石膏托固定,应做好石膏固定及患肢的护理。

5．心理护理　首先,为老年人安排有利于交际的环境,如床距窗户较近,窗户的高度较低,房间距老年人活动中心较近等,增加与外界环境互动的机会。其次,主动提供一些能使老年人体会到成功的活动,并对其成就给予诚恳的鼓励和奖赏,加强老年人的自尊,增强其自信心。另外,为老年人分析导致无能为力的原因,协助老年人使用应对技巧,鼓励自我控制不良情绪。

6．健康指导

(1)健康教育　结合老年人的自身特点,用通俗易懂的语言介绍本病的病因、不同关节的临床表现、X 线片结果、药物及手术治疗的注意事项。

(2)保护关节　注意防潮保暖,防止关节受凉受寒。尽量应用大关节而少用小关节,如以屈膝屈髋下蹲代替弯腰和弓背;用双脚移动带动身体转动代替突然扭转腰部;选用有靠背和扶手的高脚椅就座,且膝髋关节成直角;枕头高度不超过 15 cm,保证肩、颈和头同时枕于枕头上。

(3)加强自理　对于活动受限的老年人,应根据其自身条件及受限程度,运用辅助器具或特殊的设计以保证或提高老年人的自理能力。同时,应避免一次性大量饮水,并尽可能安排老年人睡在距厕所较近的卧室,方便如厕。

(4)用药指导　用明显的标记保证老年人定时、定量、准确服药,并告知药物可能有的副作用,教会老年人监测方法。

📅 要点小结

　　老年慢性病主要包括脑卒中、慢性阻塞性肺疾病、前列腺增生症、老年痴呆症、帕金森病、骨质疏松症、老年性骨关节病。随着人类寿命的延长,老龄化现象日趋严重,老年慢性病也会越来越多。因此,社区护士应加强老年慢性病的社区管理(三级预防)和居家护理。

💊 参考文献

［1］刘晓英.社区护理学［M］.武汉:华中科技大学出版社,2016.

［2］董翠红.老年护理学［M］.北京.科学技术文献出版社,2015.

［3］李春玉,姜丽萍.社区护理［M］.4 版.北京.人民卫生出版社,2017.

［4］孙建萍.老年护理学［M］.北京.人民卫生出版社,2018.

［5］张仲景.老年护理学［M］.北京.人民卫生出版社,2017.

［6］徐国辉.社区护理［M］.北京.人民卫生出版社,2019.

知识链接
4-2-3

知识链接
4-2-4

能力测试
4-2

(张小琴)

PPT
4-3

微课 11

任务三　能完成社区临终患者的护理

 能 力 目 标

1. 能说出临终关怀的定义、原则，以及安宁疗护的方法。
2. 能学会对临终患者及其家属的护理评估。
3. 能运用临终患者的心理过程知识和技巧对患者进行心理护理。

案 例 引 导

　　王某，63 岁，肝癌晚期，被收入当地某三甲医院的"宁养"病房，患者阵发性腹痛加剧，消瘦乏力，黄疸、腹腔积液、水肿明显，情绪紧张抑郁，家属希望患者在临终阶段能得到较好的照顾，尽量减少患者痛苦。护士告诉患者家属"宁养"病房是为患者提供临终关怀的服务机构。请问：

　　1. 患者王某进入的是哪种临终关怀服务机构？
　　2. 临终关怀的概念是什么？

案例答案
4-3-1

一、临终关怀概述

（一）定义

　　临终关怀（hospice care）是指对临终患者（生存时间少于 6 个月）及家属提供生理、心理、社会的全方位的支持和照顾，以提高患者临终阶段的生活质量。临终关怀不追求猛烈的可能给患者增添痛苦的或无意义的治疗，但要求医务人员以熟练的业务和良好的服务来控制患者的症状。

　　世界卫生组织（WHO）对临终关怀的定义是，临终关怀指的是一种照护方法，它通过运用早期确认、准确评估和减轻身体疼痛及缓解心理和精神压力等来干预并缓解临终患者的痛苦，使患者及其家属正确面对患有威胁生命的疾病所带来的问题，从而提高临终患者及其家属的生活质量。

（二）临终关怀的起源

　　临终关怀最早可以追溯到中世纪，是指在修道院周边为朝圣者和旅行者提供休息及补给场所的一种照顾。临终关怀是指人类对年老体衰者或者病入膏肓者的关爱和供养，现代临终关怀自 20 世纪 60 年代开始建立，以英国的西塞莉·桑德斯博士及其创办的圣克里斯多弗临终关怀医院为标志。他将护理学、医学、伦理学及社会学等结合起来，运用临终关怀的相关知识为临终患者服务。此后，美国、日本、荷兰等多个国家相继开展了有特色的临终关怀服务。

　　我国的临终关怀事业主要来源于西方的理念，起步相对较晚。目前，我国的临终关怀作为一门新兴的学科在国内学术界已经得到了广泛的认可，近年来肿瘤治疗专家们在姑息治疗方面取得了很多成绩。临终关怀能够减轻病痛及其他生理症状，缓解心理和精神压力，提高生命质量，使患者有尊严地活着。

知识链接
4-3-1

Note

（三）临终关怀的目的、任务

临终关怀不是治疗疾病或延长生命,也不是加速死亡,而是通过提供缓解性照料、疼痛控制和症状处理来改善个人余寿的质量。人们最为关心的问题是维护患者的尊严。临终关怀强调患者及其家属情感的、心理的、社会的、经济的和精神的需要。临终照料主要是在患者的家中提供,当患者无法选择家庭照料时,临终关怀照料可以在医院、护理院或其他相关机构中进行。

1. 目的

（1）为临终患者提供选择死亡的地方,减少肉体的疼痛,给予最舒适的服务和照顾。

（2）提供专门为姑息照顾而设计的服务方案,帮助末期患者和垂危患者接纳临终的事实,安详地走完人生最后一程。

（3）提供一种神圣的模式,给予患者关怀,包括:在身体方面增进舒适,减轻痛苦;在心理方面,协助患者与家属度过濒死的过程。

2. 任务 临终关怀不同于安乐死,既不促进也不延迟患者死亡,其主要任务包括对症治疗、家庭护理、缓解症状、控制疼痛、减轻或消除患者的心理负担和消极情绪。所以临终关怀常由医生、护士、社会工作者、家属、志愿者及营养学和心理学工作者等多学科团队共同参与。

（四）临终关怀的意义

尊重生命,遵循自然的规律,是人类追求高生存质量的客观要求,符合辩证唯物主义的生死观的要求。临终关怀从优化生命末端质量出发,提供心理上的关怀与安慰,帮助临终患者减少或解除躯体上的痛苦,缓解心理上的恐惧,使其安宁、舒适地死亡。

临终关怀是社会文明的标志。临终关怀是为让患者有尊严、舒适地到达人生终点而开展的一项社会公共事业,使临终者体验到温情,感受到人道主义的光辉。临终关怀关心患者情感、注重生命质量,体现了医护职业道德的崇高,是医学人道主义精神的具体体现。

临终关怀是我国卫生保健体系自我完善的社会系统工程。在我国人口日益老化、癌症成为人口死亡的重要原因的国情下,开展临终关怀是我国卫生保健体系自我完善的必然要求。临终关怀合理利用资源,利国利民,适应社会发展需求。

二、临终患者的疼痛护理与心理护理

（一）临终患者的疼痛护理

疼痛是困扰多数临终患者的最大问题,因此,照护者需要随时了解患者的疼痛情况,掌握常用的疼痛控制方法,帮助临终患者提高生命质量。疼痛护理包括以下几点。

（1）观察和评估疼痛的性质、部位、程度及持续时间。

（2）协助患者选择减轻疼痛的有效方法。若患者选择药物止痛,可采用 WHO 推荐的三步阶梯疗法控制疼痛(见项目四任务一中恶性肿瘤患者疼痛管理)。注意观察用药后的反应,把握好用药的阶段,选择恰当的剂量和给药方式,达到控制疼痛的目的。

（3）某些非药物控制方法也能取得一定的镇痛效果,如松弛术、芳香疗法、音乐疗法、催眠意象疗法、针灸疗法、生物反馈法等。

（4）护理人员采用同情、安慰、鼓励等技巧与患者交流沟通,稳定患者情绪,并适当引导、转移其注意力来减轻疼痛。

（二）临终患者的心理护理

1. 临终患者的心理过程 当一个人被宣布已临近死亡时,会出现一系列的心理与行为反应。美国精神医学专家伊丽莎白·罗斯提出临终患者面临死亡,其心理反应过程大致可分为五个阶段（表 4-3-1）。

Note

表 4-3-1 临终患者心理反应分期

分 期	心 理 反 应
否认期	这一时期患者的反应是否认和不相信,认为"死亡不会发生在我身上,一定是医护人员搞错了",这是一种暂时性的自我保护反应
愤怒期	由于患者承受死亡的事实,会感到无助和绝望,表现出情绪的波动,主要表现为愤怒和怨恨,把周围的人作为发泄的对象,甚至出现过激行为
协议期	承认死亡的来临,为了延长生命,患者会提出一些"协议性"的要求,尽可能拖延死亡的到来,有些患者认为许愿或行善能改变死亡的命运
忧伤期	由于病情恶化,患者认识到将不久于人世而陷入极度痛苦之中,表现出明显的忧伤、悲哀和绝望等情绪
接受死亡	经过忧伤期后,患者的情绪有所好转,将交代和处理一些未完成的事,表现为极度疲劳和衰弱,表情淡漠,平静,常处于嗜睡状态

对于五个阶段,由于个体差异,患者心理反应过程并非一成不变,前后相随,也可能出现交叉、重叠和反复,因此不能生搬硬套这一模式。医护人员应敏锐地把握患者的心理动态,多交流,及时地帮助患者,从而取得满意的效果。

2. 临终患者的心理护理

(1)否认期 否认是一种心理防御机制,不要急于揭穿否认,但也不要欺骗患者,用担当、诚实、关心的态度倾听患者的感受,耐心回答患者对病情的询问,多与患者交谈,设法了解患者的心理与需要,维持适当的希望,逐渐渗透死亡观教育,使其面对现实。多陪伴患者,注意使用抚触技巧,让患者体会到被照顾、体贴、关心,取得患者的信任。

(2)愤怒期 要耐心倾听患者的倾诉,充分理解患者的绝望和发自内心的痛苦。作为医护人员,要谅解、宽容、安抚、疏导患者,让其倾诉内心的忧虑和恐惧。不要把患者的攻击看成是针对某个人,也不要用愤怒的表现去回击患者,鼓励其表达出愤怒,因为这也是克服恐惧的第一步,但应注意防止意外事件的发生。此期应尽可能创造条件满足患者的需要,给患者提供适宜的环境,让患者发泄愤怒和倾泻情感。动员亲属、朋友给予患者更多的关爱、理解和宽容,这对他们将是一种极大的安慰,从而使患者减少愤怒情绪。

(3)协议期 此时患者对治疗的态度较为积极,因为他们心存希望,期待奇迹出现,为了延长生命,患者会提出一些"协议性"的要求。对于患者提出的要求,要以积极的态度满足其心理需要,使其更好地配合治疗和护理,以减轻痛苦,控制症状。社区护士更应主动地关心、体贴患者,认真观察病情,做好各项护理工作,鼓励其说出内心的感受,积极教育、引导患者,减轻患者心理压力。

(4)忧伤期 社区护士应真诚地关怀和抚慰患者,提供精神支持,尽量多陪伴患者,允许他们用自己的方式表达情感。鼓励患者保持自我形象和尊严。给予心理疏导,注意运用表情、抚摸等非语言交流,给予患者安慰和鼓励,可采用听音乐或其他娱乐方式分散患者注意力,缓解悲伤情绪。注意加强安全保护,预防患者自伤等意外事件发生。尽量满足患者合理需求,鼓励家属陪伴。

(5)接受死亡 应创造安静、舒适、祥和的环境和气氛,减少对患者的干扰。帮助患者家人和朋友理解患者对社会交往需要的下降。尊重患者的信仰,允许患者安静地接受死亡的现实,不要勉强与之交谈。尽可能帮助患者完成未了的心愿。应严密观察病情变化,陪伴在患者身边,提供精神上的安慰和心理上的关怀,做好基础护理工作,让患者在平和、安逸的心境中走完人生之旅。

三、安宁疗护

安宁疗护是一种自愿接受的医疗护理服务,关注患者及其家属的生活质量和尊严,重视其生理、心理、社会和灵性的需求,帮助患者舒适、安详、有尊严离世而获得"优逝"。

1. 命名 关于安宁疗护(palliative care)的命名,在中国惯用名称有临终关怀、善终照顾、姑息治疗、姑息照护、安宁疗护、缓和医疗、舒缓疗护、宁养服务、善终服务等。2016 年我国政协教科文卫体委员会建议统一名称为"安宁疗护"。"安宁"即安宁疾病痛苦,"疗护"即疗护生命尊严。

2. 概念 2008 年世界卫生组织将安宁疗护定义为对治愈性治疗无反应的临终患者给予积极和全面的照顾,以控制疼痛及有关症状为重点,并关注其心理、精神及社会需要,目标在于提高和改善患者及家属的生活质量。2015 年对安宁疗护重新定义:安宁疗护是一种改善面临威胁生命疾病的患者及其家属的生活质量的方法,主要通过早期识别、评估和治疗疼痛及其他生理、心理、社会的灵性问题,预防和缓解他们的痛苦。

3. 服务模式 国外传统的安宁疗护模式包含住院疗护、居家疗护与日间疗护,其运作方式为小组团队、院内病房或独立院所等。目前,我国安宁疗护服务模式以医院为主轴,以住院疗护模式为出发点,向外发展安宁疗护。安宁疗护住院服务模式分为以下三种。

(1)独立安宁疗护医院服务模式 大多属于英国模式,独立的安宁疗护医院硬件设施像家庭般温馨,病房如同家中卧室,家中客厅般的会客室,安静的祈祷室及美容院等。

(2)医院安宁疗护病房服务模式 在综合性医院中划出一个病房单元,作为安宁疗护病房。其优点是容易设立,可利用现成的病房设备、现有的专业人员。缺点是受限于原有的硬件设施,不一定能满足临终患者的特殊需要,工作人员受限于整个医院的体制,有时也难以达到安宁疗护应有的要求,例如病床数与护理人员的编制等。

(3)医院安宁疗护小组服务模式 在综合性医院中设立安宁疗护小组,以协助其他专业人员照顾散住在医院各病房的临终患者,包括安宁疗护专业人员的会诊、咨询、暂时集中疗护等,以满足临终患者的医护特殊需求。

四、丧亲者健康维护

丧失亲人后,家属心理变化极其显著,甚至影响到身心健康,出现抑郁、感染、心血管疾病、昏厥、意外事故等问题。当患者濒临死亡时,医务人员应通知家属,让家属在心理上有所准备,可以减轻亲人突然逝去已成事实时家属的过度悲伤。患者死后,做好尸体护理能够体现护士对死者的尊重,清理好的尸体要以良好的形象展示在亲属面前,让亲属安心,缓解其悲痛。医护人员应理解家属的悲痛心情,给予家属精神和心理的关心和支持,使他们能正视痛苦,尽快度过悲哀阶段。在尸体料理过程中,允许死者亲属或朋友参与,尽量遵照他们的风俗习惯、宗教信仰和意愿进行料理。护理人员应尽量满足家属提出的合理需求,真诚地劝导家属节哀保重,对家属遇到的实际问题和困难,提供咨询和建议;对家属过激的言行,给予宽容和谅解。定期进行多种形式的家庭探访,了解死者家庭面临的问题,帮助家属认识、面对、接受丧失亲人的事实,指导他们调整各自的心态,重新开始新的生活。

在临终关怀中,医护人员除了要使临终患者无痛苦、舒适和有尊严地度过生命的最后阶段外,也要对临终患者家属进行有效护理,帮助他们应对悲痛(表 4-3-2)。

表 4-3-2 临终患者家属心理特征与护理对策

心 理 特 征	主要护理措施
怀疑、否认	同情理解、耐心解释、消除疑虑、正视现实、积极护理、适当指导
震惊、冲击	稳定家属情绪,随时交流患者病情变化,使之有思想准备
悲伤、忧郁	安抚、鼓励、关怀、体贴,提供休息场所,给予必要的支持疗法,防止发生身心疾病

续表

心 理 特 征	主要护理措施
愤怒、怨恨	容忍、谅解家属过激言行,尽量满足家属提出的有关对患者治疗、护理和生活的有利要求
回避、疏远	单位访问,家庭访问,谈心、慰藉,帮助家属解决实际困难,逐步使他们重新寻找新的生活方式

五、死亡教育

知识链接
4-3-2

死亡是生命的终点,一生一死构成一个完整的生命周期。死亡质量是衡量生命质量的重要指标。医务人员要维护人类的健康利益,提高生命质量,就必须关注死亡,努力提高人类死亡质量。如何确诊死亡、怎样对待安乐死、怎样开展死亡教育,都是十分重要的医学和伦理学问题。

(一)死亡的概念

死亡(death)是一种生命运动的表现形式,是人的本质的消失,是机体生命活动和新陈代谢的终止。死亡的实质是人的自我意识的消失。

死亡又是一种生命终止的"事件"和"状态",是一个运动过程。这个过程,医学上把它分为濒死、临床死亡和生物学死亡三个时期。

1. 濒死期　又称"挣扎期"或"濒死挣扎期",是死亡事件的开始。此时心肺等脏器已极度衰竭,濒于停止功能的状态。随着意识和反射逐渐消失,呼吸和脉搏逐渐停止,机体将转入临床死亡。

2. 临床死亡期　又称"个体死亡"或"躯体死亡"期,是濒死进一步发展的阶段,是生物学死亡前的一个短暂阶段。此时,患者的心、脑、肺等生命器官功能丧失,并导致全身各器官的功能丧失,反射完全消失。宏观上是人的整体生命活动已停止,但微观上组织内代谢过程仍在进行。

3. 生物学死亡期　又称"真正死亡期",是死亡过程的最后阶段,是中枢神经系统和重要生命器官的消失过程不可逆发展的结果。此时,机体细胞和组织死亡,代谢完全停止,生命现象彻底消失。外表征象是躯体逐渐变冷,发生尸僵,形成尸斑。

尸冷即死亡后体内产热停止,散热继续,尸体温度逐渐降低,是最先出现的尸体现象,尸斑指个体死亡后血液循环停止,血液向身体的最低部位坠积,该处皮肤呈现暗红色斑块或条纹。出现的时间是死亡后 2~4 小时;尸僵是尸体肌肉僵硬,并使关节固定,多从小块肌肉开始,一般在死后 1~3 小时开始出现,4~6 小时扩展到全身,12~16 小时发展至高峰;尸体腐败是指死亡后机体组织的蛋白质、脂肪和糖类因腐败细菌的作用而分解的过程,一般尸体腐败在死亡后 24 小时。

(二)死亡教育的概念

死亡教育(death education)是指通过对死亡现象、状态和方法的客观分析,使人们科学、正确地认识死亡,树立起正确的生死价值观的活动。

知识链接
4-3-3

随着社会的进步和生活条件的改善,人们在解决生存问题后,越来越关注死亡问题。死亡问题已成为不容忽视的世界性课题。面对成千上万带着病痛和绝望走向死亡的人们,医务人员在提供临终服务过程中,大力开展死亡教育,增强人们的死亡意识,引导其树立科学的死亡观,坦然面对死亡,以科学的理性寻求最佳的临终模式,至死也不失人的高贵和尊严,这是医务人员的责任。

目前,许多国家非常重视死亡教育。荷兰、美国等西方发达国家甚至把死亡教育深入到小学到大学教育的每一个阶段。这是因为死亡教育具有重大的现实意义和伦理意义。

(1)有利于人们树立正确的生死观。死亡教育能使人们正确认识生命现象的本质,教育人们驾驭人生,透视死亡,珍惜、善待有限的生命,正确处理人生道路上的矛盾和冲突,在为他人、社会多做

Note

贡献的过程中实现自己的人生价值,并在死亡降临之时,能泰然处之,无憾地告别人生。

(2)有利于人们破除对死亡的错误认识,克服对死亡的恐惧。死亡教育能使人们了解人体生物性死亡的原因、条件,及其发生、发展、转归的过程和规律,破除错误的宗教神学和唯心主义观念,减轻死亡前的心理煎熬,科学而坦然地面对死亡。

(3)有利于促进医学科学的发展。尸体解剖和检验能使人们科学地认识人体构造和疾病原因;捐献遗体组织和器官,可缓解器官移植手术中器官供应的不足。死亡教育有利于人们破除"灵魂不死"及"身体发肤,受之父母,不敢毁伤"等陈腐观念,自觉自愿接受尸体解剖或检验,捐献遗体组织或器官,为医学科学的发展作出贡献。

(4)有利于废除殡葬陋习,兴文明新风。历史文化因素使我国殡葬礼仪极其烦琐,丧事奢办毒化社会风气。大力开展死亡教育能破除迷信、移风易俗。同时,通过厚养薄葬的宣传教育使后辈从精神、物质上全力赡养好老人,利于生者,安于死者,净化社会风气。

(三)死亡教育的原则

(1)理论教育与具体实践相结合。开展死亡教育,使人们理解死亡的定义、本质、特点、标准、类型、过程及安乐死、临终关怀等有关死亡问题的知识,形成科学的生死观。死亡教育又必须结合民族文化传统和国情,针对不同民族、不同年龄、不同宗教信仰、不同职业的特点等来进行,要让人们认识中西文化差异和死亡态度差异,并在此认识基础上结合中国的现实,形成有中国特色的死亡教育和服务模式。

(2)健康教育与死亡教育相结合。一方面要正确理解生命的本质意义,树立正确的人生价值观,增强健康意识,把生命的有效价值与生命的高质量有机统一起来,以健全的身心走完人生之旅;另一方面要正确理解死亡,不惧怕死亡,以理性的态度面对死亡。

(3)重点教育与普通教育相结合。就对象而言,死亡教育要以医务人员、老年人为重点,以社会人群为基础;要以临终患者为重点对象,以一般患者为普通对象。就内容而言,死亡教育要以综合的死亡观教育为基础,以安乐死和临终关怀为突破口,重点突出死亡心理教育。

(4)医学教育与社会教育相结合。死亡教育要坚持严密的科学性,用医学专业知识和技巧去阐释死亡问题。对于患者及其家属,医务人员担负着重要的教育任务。同时,死亡不是简单的医学问题,它包含着极为复杂的社会因素。因此,死亡教育还有赖于社会多层面去开展。死亡教育应成为全民健康教育的内容。

死亡教育是指引导人们科学、人道地认识死亡,对待死亡,以及利用医学死亡知识服务于医疗实践和社会的教育。医护人员在为临终患者服务的过程中,扮演着特殊的角色,应首先接受死亡教育,明确自己的职责和任务,形成科学的人生观和死亡观,掌握对濒死患者及家属进行心理干预的知识与能力,在死亡教育和传播正确死亡观中发挥积极的作用,更好地帮助患者和家属做好死亡的准备,缓解或消除他们的心里痛苦,使他们接受和坦然地面对死亡,提高临终患者生存质量。

(四)安乐死

1. 概念 安乐死(euthanasia)一词源于希腊文,原意为"快乐地死亡"或"有尊严地死亡"。一些权威辞典解释安乐死有两层含义:一是无痛苦地死亡,安然地去世;二是无痛致死术,即为结束不治之症患者的痛苦而采取的措施。现在对安乐死的定义更加具体化,是指当前医学技术条件下不可救治的患者,在危重濒死的状态时,由于精神和躯体的极端痛苦,在自己或家属的要求下,经过医生的鉴定和法律的认可,用人道的方法使患者在无痛苦的状态下度过死亡阶段而结束生命的全过程。

2. 分类 安乐死通常按照执行方式分为主动安乐死和被动安乐死;按照患者的意愿方式分为自愿安乐死和非自愿安乐死。

(1)主动安乐死和被动安乐死 主动安乐死又称为积极安乐死,是指用药物或其他方法主动结束痛苦的生命,让其安然死亡。被动安乐死又称消极安乐死,即对临终患者停止一切维持生命的治疗措施,让其自然地死去。

(2)自愿安乐死和非自愿安乐死　自愿安乐死是由患者自愿要求而实施的主动或被动安乐死。非自愿安乐死即在未经患者自愿要求安乐死或明确表示不接受安乐死的情况下,他人为患者实施安乐死。

3. 立法　目前,很少有国家对安乐死立法。1993 年荷兰议会提出并通过了安乐死法令,2001年 4 月正式通过了法案,成为世界上第一个将安乐死合法化的国家。在我国,对安乐死持谨慎态度,目前还没有立法。

六、临终关怀现状与展望

(一)国外临终关怀现状与展望

临终关怀起源于英国,形成的标志是圣克里斯多弗临终关怀医院,是由英国西塞莉·桑德斯博士于 20 世纪 60 年代创立的。临终关怀涉及学科范围广泛,不仅涉及医疗、护理,还涉及心理、伦理及组织模式和经济来源等多个方面。其目的是医护人员通过专业的疗法,改善和提高临终者的生命质量,提高临终者对死亡的正确认知,从而对临终者实现优逝。目前英国临终关怀已形成了一整套发展模式,服务对象有明确的界定和纳入标准,涉及服务内容广泛,设置齐全且规模庞大,民众参与程度高,募集资金渠道多样,服务人性化,服务人员专业。

加拿大在对临终关怀教育方面很重视,处于世界前列。皇家维多利亚安息护理病房在加拿大处于主导地位,除了创立了一套适合本国国情的发展模式外,还在教学模式中,设立专业课程,在学校师资和考核中都有严格要求和标准。除此之外,还成立了专业的学术期刊和组织。加拿大各大医学院在教学实践工作中,也非常重视临终关怀教育,为一年级、二年级的学生专门开设临终关怀护理课程,并在当地医疗机构参与实践,帮助学生更好地掌握临终关怀知识,做好临终关怀的护理。

在美国,临终关怀起初主要是针对癌症患者。临终关怀的主要手段是利用技术手段减少患者病痛的折磨,从而提高生命质量。发展到现在,美国的临终患者包含癌症患者和濒死患者,其目的在于满足患者对自身价值的实现和提高临终者的生命质量,实现生命质量和价值的统一。美国联邦政府极其注重临终关怀事业在社会的发展,不仅出台了相关政策,在法律条文上支持其在社会的发展,还将临终关怀设定为政治课题并在资金上给予支持。

日本对临终关怀的重视也是由来已久,主要有独立型、病院型、指导型和家庭型机构。日本极度尊重患者及家属的知情权,服务规范而且周到。有资料显示,在日本经常有学校举办相关课题和讲座,从孩童起就开始学习面对死亡的方式,增设课程和参与临终关怀相关的社会实践,使人们从小就对死亡了解,摒弃保守观念,树立正确生死观。

国外的研究虽然较为全面,但依然侧重于技术和操作层面。在这一点上我们要借鉴和学习,探索建立符合我国国情的安宁疗护服务体系。

(二)我国临终关怀现状与展望

由于传统文化的传承性,我国现时的家庭观念仍强于西方。据统计,我国城市中癌症在各种死亡原因中居首位,在我国农村则居第二位。这些癌症患者的临终关怀需求量是巨大的、迫切的、现时的。临终关怀是减轻晚期恶性肿瘤患者痛苦的有效手段,引导其在心理上战胜自我,坦然面对死亡。1999 年我国已经达到老龄化社会标准。迅速发展的人口老龄化对社会的经济、生活、政策各方面将产生巨大影响。老年人的临终关怀将面临前所未有的挑战。

我国临终关怀事业虽然起步较晚,但发展较快,这是顺应社会经济、文化发展和我国人口老龄化现实要求的。我国临终关怀的发展大体经历了三个阶段:理论引进和研究阶段;宣传普及和专业培训阶段;学术研究和临床实践阶段。如今,临终关怀作为一个独立的学科,其内容已经被正式列入全科医生培训大纲和社区护士岗位培训大纲中。在医科院校和卫生职工医学院的临床专业、护理专

知识链接
4-3-4

能力测试
4-3

业、公共卫生专业和在职医生、护士继续教育系列中亦开设了临终关怀课程。目前,我国已经相继创办了临终关怀机构 100 多家,拥有近千名从事这项事业的专业人员。

临终关怀事业在我国已经具备了一定的物质基础和群众基础,有着广阔的发展前景,同时也面临很多亟待解决的问题。加强死亡教育,促进临终关怀加入医疗保险等举措,必将使我国临终关怀服务朝着理论深入化、教育普及化、实施适宜化、管理规范化的目标发展。

📖 要点小结

生、老、病、死是人生的自然发展过程,为了使患者在临终前尽可能处于舒适、宁静和安详的状态,护理人员应从身、心两方面照顾好临终患者。在患者临终阶段控制疼痛,做好身体护理;对临终阶段患者及其家属所产生的心理问题密切观察,及时排解;对死者仍应持尊重的态度。总之,临终护理质量直接关系到临终患者及其家属的生活质量,临终护理是护理人员的重要职责。

🏥 参考文献

[1] 王梦莹,王宪.国内外安宁疗护的发展现状及建议[J].护理管理杂志,2018,18(12):878-882.

[2] 宋彩虹,沈勤.探索与困境:我国老年人安宁疗护事业发展分析[J].中国集体经济,2019,(6):88-91.

[3] 汪昌莲."安宁疗护"服务需要制度"呵护"[N].中国商报,2018-12-06(P02).

[4] 杨梓毓,原晔,徐劲航.浅谈中小城市临终关怀事业现状及发展[J].科技风,2019(1):216.

[5] 王梦云,杨环宇.我国临终关怀教育的现状及对策[J].河北大学成人教育学院学报,2018,20(4):41-46.

(叶　静)

项目五　如何做好社区疾病预防与控制

随着我国医药卫生体制改革的深入，实行基层全科医生制度，以及大力推进社区卫生服务工作，护理工作的服务对象和范围不断扩大，护士不仅要做好临床护理工作，也要面向社区和家庭开展与社会经济发展相适应的公共卫生护理（即社区护理）工作。公共卫生是人类在适应环境、与自然界中各种危险因素进行斗争的生存过程中发展起来的，是关系大众健康的公共事业。因此，社区护士必须具备相应的知识和素质，从环境和疾病监测的角度做好社区疾病的预防和控制。

PPT
5-1

任务一　认识社区环境与健康的关系

能力目标

1. 能说出社区环境的基本概念、类型及影响健康的环境因素。
2. 能学会分析社区环境与健康之间的关系，对社区人员进行教育与指导。
3. 能对社区环境进行评估与监控。

 案例引导

营口市有一家地下煤矿，至1996年发生矽肺患者755人，占接尘工人的63％，因矽肺死亡378人，病死率50.1％。自1973年后入厂的工人中，有266人是矽肺患者或死亡者的子女，他们从父辈那里深知矽肺危害，不能安心现职工作，直接影响生产。几年来，企业亏损严重，长年发不出工资，拖欠职工医疗费很多，被迫停产。请思考：

1. 什么是矽肺？有哪些影响因素？
2. 如何预防矽肺？

案例答案
5-1-1

Note

一、环境的概述

（一）环境分类

1. 自然环境　环绕于人类周围的各种自然因素的总和,包括空气、水、土壤、阳光、生物和各种矿物质资源等。

2. 社会环境　人类通过长期有意识的社会劳动,加工和改造自然所创造的物质文化环境体系。

（二）构成环境的要素

1. 生物因素　地球上的生物在不断地繁衍过程中为人类造福,但某些生物也会给人类健康和生命带来一定的威胁,如病原微生物感染、毒蛇咬伤、空气中致命的花粉、生产过程中形成的生物性粉尘等。

2. 化学因素　环境中的化学因素包括天然或人工合成的化学物质、动植物体内及微生物内的化学组分等。大部分化学元素在正常接触情况下对人体无害,过量或低剂量长期接触时会产生有害作用。

3. 物理因素　人们在日常生活和生产环境中接触到的物理因素有气温、气湿、气流、气压、震动、声波、辐射等。这些物理因素在自然状态下一般对人体无害,有些还是人体活动所必需的外界条件,但超过一定强度和(或)接触时间过长时,就会对机体产生危害。

4. 社会-心理因素　社会因素一般包括政治、经济、文化、教育、人口和家庭等。社会因素可通过直接改变人们的生活环境和生活条件而影响人群的躯体健康,也能通过影响人们的心理感受影响人群的心理健康。

（三）环境与人类健康的关系

环境是人类赖以生存的物质基础,同时又是人类利用和改造的对象。在漫长的生物进化过程中,人类不断地适应和改造环境,与外界环境形成了一种相互联系、相互制约、相互作用的对立统一关系。人类的一切活动受高级神经系统的支配,与其他生物不同,能有意识、有目的地改造环境。

二、天气、气候与健康

（一）天气

天气指的是短时间内大气的状态,包括相态、温度、稳定度,比如阴晴雨雪,风霜露雹等。

1. 气温　摄氏温标:在一个大气压下,水的冰点为 0 ℃,沸点为 100 ℃,中间分为 100 等份,每个等份代表 1 ℃。摄氏温度用℃表示。华氏温标:在一个大气压下,水的冰点为 32 ℉,沸点为 212 ℉,中间分为 180 等份,每等份代表 1 ℉。华氏温度用℉表示。开氏温标是以理论上所说的分子热运动完全停止时的温度(即−273.16 ℃)作为 0 K,每 1 K 的大小和摄氏温标完全相同。

2. 气湿　包括以下相关概念。

(1) 最大湿度　在一定温度下,单位体积空气中所含有的最大水蒸气量,单位为 g/m³、kg/m³。

(2) 绝对湿度　单位体积空气中实际含有的水蒸气量。

(3) 相对湿度　绝对湿度/最大湿度。

(4) 生产环境的湿度用相对湿度表示,分三级:80%以上为高湿;30%～80%中湿;30%以下为低湿。

（二）气候

气候是指大气在太阳辐射、大气环流、下垫面性质和人类活动综合作用下,某一时期内大量天气过程的综合,和天气相比,具有相对的稳定性。影响气候的主要因素有纬度位置、大气环流、海陆分布、洋流和地形。

（三）天气与气候对人类发展的影响

人类在适应天气和气候的变化中可发生躯体、生理、性格的变化。例如,在赤道附近热带地区,由于光照强烈,气温高,人们肤色黝黑。为了抵御酷热的气候,他们脖子短、头小、鼻子阔,利于散热。而在寒带、温带的高纬度地区,常年太阳不能直射,光照弱,气温低,严寒期长,居住人群多为白种人。为了抵御严寒,他们高鼻梁,鼻内孔道长,以减少散热。再如,为适应高山稀薄的空气,山区居民肺活量和最大换气量比沿海地区的居民明显偏大。气候对身高的影响则更为明显。以我国为例,北京的年日照时数为 2778.7 小时,广州年日照时数为 1945.3 小时,所以北京居民的平均身高比广州居民高。其原因是日光中的紫外线是使人体皮肤内的脱氢胆固醇变成维生素 D 的主要来源,有促进骨钙化和长粗长高的作用。气候也影响人们的性格,例如,在热带地区的人们因多在室外生活,气温高而性情较暴躁;而在寒冷地带的人们,大部分时间在室内生活,与他人朝夕相处,具有较强的忍耐力。

（四）与天气或气候相关的健康问题

1. 高温作业　工作地点有生产性热源,以我国夏季室外平均温度为参照,工作地点的气温高于室外 2 ℃或以上。主要类型如下。

（1）高温、强热辐射作业（干热型作业）　气温高、热辐射强度大。

（2）高温、高湿作业（湿热型作业）　相对湿度在 80％以上,气温可高达 35 ℃。

（3）夏季露天作业　除受太阳热辐射外,还受被加热地面的辐射影响。

2. 中暑　高温环境下由于热平衡或水盐代谢紊乱而引起的一种以中枢神经系统、心血管系统障碍为主要表现的急性热致疾病。按发病机理可分为如下几种。

（1）热射病　由于身体受热,产热大于散热,造成体内热蓄积,加之出汗量过大,很快就能引起汗腺的疲劳或衰竭,导致下丘脑周围体液的温度升高,直接影响体温调节中枢、血管舒缩中枢等,使其功能发生障碍。

（2）热衰竭　高温环境导致外周血管扩张,加上大量出汗使有效循环血量降低,为保证机体的散热,心脏增加搏动次数,使心血管系统负担加重,可导致脑部供血不足或心功能不全、周围循环衰竭。

（3）热痉挛　大量出汗造成的失钠、失钾所导致的水电解质代谢紊乱称为热痉挛,是高温中暑中较轻的一类。患者大多数表现为短暂的骨骼肌疼痛性痉挛。

（五）健康指导——学会穿衣

人类通过保持正常的体温来适应自然环境。体温虽然可以通过生理调节来完成,但生理功能的调节是有限的,日常生活中可调整衣着进行体温调节。

衣服能改变环境中的气温、湿度、气流、日照对人体的效应。据研究,当外界气温与身体裸露的温差为 15.6～17 ℃时,穿上一件衬衣,则衬衫表面与外界气温之差可降为 11.8 ℃。衣服越厚,衣服表面与环境的温差就越小。在夏季,衣服可降低辐射的增热作用,具有防晒和散热作用。因此,夏季服装颜色要浅,质料要薄而疏松,不能用合成纤维作衣料,因其吸水性能差,并且不耐高温,易潮湿。而在北方的严冬,选择服装外面是浅色,里面是深色的衣料,可使靠近皮肤处形成一吸热层,达到较好的保暖效果。由于个体散热一半是从头部和正常呼吸中排出,所以口罩和帽子便成了出门保暖必备。穿衣也要根据湿度调整,干燥地区要穿浅色、宽大、厚度适中、质地紧密的服装,以利于反射辐射热;而在潮湿地区,衣服要合身,尽量少遮住身体,厚度宜薄,衣料质地宜疏松,色泽以浅为好。

三、饮水与健康

水、空气、食物被称为人类生命和健康的三大要素,其中水是生命之源。水对人体健康有着极其重要的功能,可维持人体的水平衡,参与人体的构成。正常成人体内水分约占体重的 60％,因此,水对人类健康有极其重要的影响。

（一）水源分类

水源按其存在形式可分为降水、地面水和地下水三大类。

1. 降水 指雨、雪水。降水的特点是矿化度很低，在收集与保存过程中易被污染，水量没有保证。

2. 地面水 包括江、河、湖及塘中的水。

3. 地下水 主要来源是渗入地下的降水，以及河、湖、塘等地面水。

（二）饮用水水质要求

1. 流行病学安全 饮用水应不含病原微生物和寄生虫虫卵，以保证不传播介水传染病。

2. 感官性状良好 饮用水应无色、透明、无臭、无异味，不得含有肉眼可见物。

3. 化学性状良好 饮用水中所含的化学物质及放射性物质不得危害人群健康，包括不引起急、慢性中毒或远期危害。

（三）饮用水的净化与消毒

水源水质一般情况下不能达到生活饮用水水质标准，必须净化处理。常规的水质净化工艺包括混凝沉淀（或澄清）、过滤和消毒，目的是除去水源中的悬浮物质、胶体物质和细菌等杂质。

1. 混凝沉淀 天然水中的细小颗粒（特别是胶体颗粒），很难在重力的作用下自然沉淀，需要加入混凝剂使其互相黏附聚合成较大颗粒后从水中沉降下来，该过程称为混凝沉淀。

2. 过滤 常用的滤料须无毒，化学性能稳定，不会恶化水质，并且有足够的机械强度，不能被微生物利用和分解，颗粒粒径均匀。

3. 消毒 我国常用的消毒方法有氧化消毒、二氧化碳消毒、紫外线消毒和臭氧消毒，其中应用最广的是氧化消毒。饮用水消毒的氯制剂主要包括液氯、含氯石灰（漂白粉）、漂白粉精和有机氯制剂等。含氯化合物中氯的价数大于-1者为有效氯，具有杀菌能力。

（四）饮用水的选择

1. 水的分类 按水中矿物质含量的多少可分为软水和硬水。软水中因钙、镁离子含量低，长期饮用软水，可能与心、脑血管病的发生有一定关系。硬水中的盐类易发生沉淀，不宜用于烹调、洗衣服等。对于饮用水来说，还是以中度硬水为宜。

2. 饮水安全 从卫生学的角度来看，生水的细菌含量较高，常喝生水易患一些肠道传染病，如伤寒、痢疾、甲型肝炎和各种寄生虫病，水被烧开后，可以杀灭其中绝大部分细菌，对预防肠道传染病非常有益。

四、空气与健康

（一）大气污染及其对健康的影响

1. 大气污染的概念 大气污染是指由于自然人为的因素，使大气的化学组成和物理性状发生改变，超过大气本身的自净能力，而对居民的生活卫生和健康产生直接或间接危害的现象。常见大气污染物有总悬浮颗粒物、可吸入颗粒物、二氧化硫（SO_2）和氮氧化物（NO_2）等。

2. 大气污染的来源

1）工业企业 大气污染的主要来源。工业企业排放的大气污染物主要来自两个环节。

（1）燃料的燃烧 这是造成大气污染最主要的来源。目前我国主要的工业燃料是煤，其次是石油。燃料除可燃成分外，还含有各种杂质。煤的主要杂质是硫化物，此外还有氮、钙、铁、镉等元素的化合物；石油是烷烃、环烷烃、芳香烃的混合物，主要杂质有硫化物和氯化物，其中也含有极少量金属元素的化合物，如钒等。

（2）生产过程中排出的污染物 工业生产过程中，由原材料到成品，各个生产环节都可能有污染物排出。污染物种类与生产性质和工艺过程有关,如生产铝或过磷酸钙(磷肥)会排出大量氯化氢,温度计厂会排出汞蒸气等。

2)交通运输　机动车排放成为部分大中城市大气污染的主要来源。

3)生活炉灶和采暖锅炉　大量民用炉灶和取暖锅炉排放的废气对大气造成的污染不容忽视,尤其是冬季生活炉灶和取暖量增多,且燃烧不完全,与居室、工作、学习场所密切相连,对室内外空气均可造成污染。

4)其他　当绿化不足、交通频繁、风速较大、地面硬化不良时,地面尘土扬起,可使本来已经沉降到地面的污染物再次进入大气,对人体造成危害。

3. 大气污染对人体健康的影响　人需要呼吸空气以维持生命,大气污染主要是通过呼吸道、消化道或皮肤,造成局部或全身的损害,如急性中毒、慢性中毒、"三致"作用(致突变、致癌和致畸作用)等。大气污染除对人类健康产生直接危害外,还可通过影响环境间接影响人类的健康,如温室效应、臭氧层破坏、酸雨等。

知识链接
5-1-1

(二)室内空气污染与健康

随着社会的发展,大多数人在室内生活的时间远远超过室外,因此,室内的空气质量与人们的健康就显得更为密切。

1. 室内空气污染来源

(1)室内装饰材料　目前室内空气污染的主要来源。室内装修材料所用的油漆、胶合板、刨花板、内墙涂料、家具等,均含有甲醛、苯、铅等有毒物质。

(2)建筑物墙体　建筑物施工中使用的混凝土外加剂,如在冬季施工过程中,在混凝土墙体中加入的防冻剂,含有大量氨类物质。

(3)燃料的燃烧　人们在加工食物、采暖时所使用的燃料也是污染的重要来源之一。

(4)人类活动　吸烟及人类呼出的二氧化碳(CO_2),还有人类使用的各种化学品,如化妆品、洗涤剂、除臭剂、美发用品等都可对室内的空气造成污染。

(5)室外污染物进入　主要来自工业、交通运输排放至大气的污染物,还有来自自然环境的植物花粉、动物毛屑、昆虫鳞片等变态反应原,通过门窗进入居室内。

2. 室内空气污染对人体健康的影响

(1)燃烧产物的影响　燃煤引起的室内空气污染可导致哮喘、肺源性心脏病、肺癌的发病率升高。燃烧不彻底还可能造成急慢性一氧化碳(CO)中毒。CO进入人体后,对全身的组织细胞均有毒性作用,尤其对大脑皮质的影响最为严重。一旦出现CO中毒,会有头痛、眩晕、心悸、恶心、呕吐、四肢无力等症状,应将中毒者迅速移至通风处,呼吸新鲜空气,拨打急救电话120,有条件者应给予吸氧治疗,并注意保暖;昏迷不醒者立即转送至有高压氧舱或光量子治疗的医院;心跳呼吸微弱或已停止者,立即进行口对口人工呼吸,胸外按压,同时迅速转院抢救。

(2)被动吸烟的影响　烟草在燃烧中会产生多环芳烃、亚硝酸铵、醛类、酮类、尼古丁等致癌物。被动吸烟可造成动脉硬化,导致心血管病发病率及死亡率升高;被动吸烟对婴儿和儿童的危害更大,可使儿童支气管炎、肺炎等呼吸系统疾病发病率明显升高。

(3)有机物的影响　室内装修材料中涂料、油漆释放出的有机物经呼吸道进入人体后能引起眩晕、头痛、恶心、胃胀、胃痛、皮肤出现皮疹,严重时可引起气喘、神志不清、晕厥、呕吐及支气管炎等;长期低浓度接触这些有机物会使人体产生全身变态反应,并有致癌作用,如导致白血病。

(三)空气卫生防护

雾霾天气尽量少出门,在空气污染较严重的区域使用有效防护口罩,如颗粒物防护口罩(过去俗称防尘口罩)、医用防护口罩和医用外科口罩。根据我国国情,要解决城市污染问题,必须加大执法力度,提高生产技术水平,控制污染源,在旧城改建和新城规划时,合理布局工业企业,规划城市绿

知识链接
5-1-2

地,提高城市绿化水平。

五、生产环境与健康

职业卫生主要以人群和作业环境为对象,旨在创造安全、卫生和高效的作业环境,提高职业生命质量,保护劳动者的健康,促进国民经济可持续发展。而在人们生产过程、劳动过程和生产环境中存在的可直接危害劳动者身体健康的因素则称为职业性有害因素。

(一) 生产过程中的职业性有害因素

1. 化学因素 包括生产性毒物,如金属与类金属、农药、有机溶剂、高分子化合物、刺激性与窒息性气体;生产性粉尘,如硅尘、石棉尘、煤尘等。

2. 物理因素 不良气象条件、异常气压、噪声、振动、超声、次声、非电离辐射及电离辐射等。

3. 生物因素 屠宰、皮毛加工等作业工人,可接触炭疽杆菌、布鲁氏菌而患炭疽和布鲁氏菌病;林业工人可因感染上森林脑炎病毒而患森林脑炎。

(二) 劳动过程中的职业性有害因素

劳动组织和制度不合理;职业性紧张;劳动强度过大或生产定额不当;个别器官或系统过度紧张;长时间处于不良体位或使用不合理工具等。

(三) 生产环境中的职业性有害因素

自然环境中的有害因素;厂房建筑与布局不合理;不合理的生产过程中的有害因素所造成的环境污染等。

(四) 职业性损害

1. 职业病 企业、事业单位和个体经济组织等用人单位的劳动者在职业活动中,因接触粉尘、放射性物质和其他有毒、有害因素而引起的疾病。

2. 职业病诊断 应根据准确可靠的职业接触史、生产环境劳动卫生调查和临床检查三方面资料进行综合分析,依据职业病诊断标准(截至 2019 年 7 月 12 日,共 116 种),排除非职业性疾病,由集体做出诊断。由省级以上卫生行政部门批准的医疗卫生机构承担,三名以上取得职业病诊断资格的执业医师进行集体诊断。

3. 职业病患者的处理治疗 落实职业病患者应享有的各种待遇,用人单位要做到:按照国家有关规定,安排职业病患者进行治疗、康复和定期检查,如矽肺患者;对不宜继续从事原工作的职业病患者,应当调离原岗位,并妥善处理;对从事职业病危害作业的劳动者,应当给予适当岗位津贴。

六、正确处理一次性生活用品、生活垃圾、洗涤剂

(一) 一次性生活用品、生活垃圾种类及处理

1. 种类 垃圾可分为可回收垃圾、有害垃圾、湿垃圾、干垃圾四类。

(1) 可回收垃圾,包括废纸张、废塑料、废玻璃制品、废金属、废织物,可以回收再利用。

(2) 有害垃圾,包括废电池、废荧光灯管、废药品、废相片、废油漆类容器,乱丢会污染环境。

(3) 湿垃圾也叫厨余垃圾,包括食物残渣、菜根、菜叶、动物蹄角、瓜皮、果屑、蛋壳、鱼鳞、毛发、植物枝干等。

(4) 干垃圾指除可回收垃圾、有害垃圾、湿垃圾以外的其他生活废弃物。

2. 处理 垃圾处理的原则是减量化、资源化、无害化。最经济最便捷的方法是动员全民参与生活垃圾的源头分类收集,减少垃圾产生量,即源头分类收集垃圾,使垃圾进入再生循环。

（二）家用化学品的卫生

1. 认识家用化学品　用于家庭日常生活和居住环境的化工产品,包括用于办公室和公共场所的化学品,是人们居住生活场所的重要环境因素。

2. 家用化学品种类　根据使用目的不同,家用化学品可分为化妆品、洗涤剂、黏合剂、涂料、杀虫剂、消毒剂等。

（1）洗涤剂　用以去除物体表面污垢,使被清洁对象通过洗涤达到去污目的的专门配方制品。家用洗涤剂如残留在衣物中,可引起接触部位的变应性反应,如湿疹。

（2）家用杀虫驱虫剂　家庭普遍使用的化学用品,可致神经行为功能改变、皮肤黏膜刺激征(如流泪、打喷嚏、面部发痒或灼感),长时间接触还会伤害肝和肾。

（3）消毒剂　用于杀灭各种传播媒介上的病原微生物,使其达到无害化要求的制剂。许多消毒剂具有一定的毒性、刺激性和腐蚀性。直接接触皮肤可引起皮肤和黏膜损伤,过量吸入引起中毒,可能还有致癌作用。

🔲 要点小结

人类环境可分为自然环境和社会环境。社区护理中所研究的环境主要包括空气、水、土壤、食物及其他生物在内的生活环境。护理人员须了解社区环境与健康的密切关系,增强社区护理服务的针对性,促进群体健康水平的不断提高。

⊕ 参考文献

〔1〕　涂英.社区护理学[M].北京:人民卫生出版社,2013.
〔2〕　王永军,杨芳萍.社区护理[M].北京:科学出版社,2013.
〔3〕　李春玉,姜丽萍.社区护理学[M].4版.北京:人民卫生出版社,2017.
〔4〕　赵晓华.社区护理[M].北京:高等教育出版社,2013.

（王海芳）

能力测试
5-1

任务二　能配合完成社区疾病监测工作

⊕ 能力目标

1. 能说出社区灾害、社区救护的概念。
2. 能学会配合完成社区疾病的监测。
3. 能够应用社区护理救护知识和技能参与社区灾害事件的处理。

PPT
5-2

微课 12

案例答案
5-2-1

案例引导

国道上一大型货车突然完全失控,在撞倒中心隔离墩后驶入对向车道,与一辆满载乘客的中巴车迎面相撞,并双双坠入路基下 3 米的水塘,部分乘客被抛出车窗外而落水。

请问:

1. 现场救护中需遵循哪些原则?

2. 试述重伤员在转运途中的救护要点。

一、公共卫生与三级预防

公共卫生是关系大众健康的公共事业,是一个国家医疗保障和人民生活质量保障的具体措施和体现。公共卫生的重要策略是三级预防,它在社区卫生服务中发挥着重要的作用。

(一) 公共卫生

1. 概念 公共卫生(public health)是指通过组织社会力量,高效率地预防疾病、延长寿命、促进心理和身体健康的科学和艺术。

2. 宗旨 预防和控制疾病、保障和促进公众健康。

3. 主要功能 预防疾病的发生和传播;保护环境免受破坏;预防意外伤害;促进和鼓励健康行为;对灾害做出应急反应;保证卫生服务的有效性和可及性。在国家主导下发挥公共卫生的功能,才能起到保障公众健康的作用。

4. 措施 以预防医学的基本观念和理论为基础,根据公共卫生宗旨和功能所采取的社会性实践的总称,包括如下几点。

(1)预防性卫生服务 包括免疫接种、计划生育、妇幼卫生、老年保健、健康体检、爱国卫生运动等。

(2)疾病预防与控制 包括环境中有害因素的控制、突发公共卫生事件的控制、传染病和地方病的防治与检测、职业卫生与安全、意外伤害的预防与服务、食品安全的保障等。

(3)健康促进 包括传播健康知识、改变不良卫生习惯和行为、加强体育锻炼和社会适应、促进合理营养、减少精神紧张和社会压力等。

(4)卫生服务研究 包括制定卫生法规、合理使用卫生资源、改进医疗卫生服务、优化卫生机构管理、收集与分析卫生统计资料等。

(二) 三级预防

疾病的自然发生可分为易感染期、临床期、残障期、死亡。根据疾病发生发展过程及健康影响因素的作用规律,在实施公共卫生服务时,将疾病预防策略按等级分类,称为三级预防策略。

1. 一级预防 亦称为病因预防,是在疾病尚未发生时针对致病因素(或危险因素)所采取的综合性预防措施。其目的是保护健康人群,预防危险因素的发生和作用,尽可能减少疾病的发生,是预防疾病和消灭疾病的根本措施。

2. 二级预防 亦称临床前期预防,是在疾病的临床前期做好早期发现、早期诊断、早期治疗的"三早"预防措施。其目的是防止或减缓疾病发展。

3. 三级预防 亦称临床期预防,是在发病期对患者采取对症治疗、康复治疗的措施。其目的是防止疾病恶化及残障、提高生存质量、延长寿命、降低死亡率。

二、重大疾病的规范化监测与管理

（一）传染病诊疗管理

按照国家《法定传染病诊断标准》诊断、确定传染病,包括预警病例、医学观察病例、疑似病例、临床诊断病例和实验室确诊病例,并做好门诊记录;医务人员发现法定传染病,均要进行疫情登记和疫情报告;做好疫情登记,医院必须备有符合要求的门诊日志、实验室登记本、出入院登记本、传染病报告卡及传染病登记簿;医务人员必须认真填写登记。

（二）疫情报告内容和时限

1. 法定传染病疫情报告　最新修订的《中华人民共和国传染病防治法》规定有甲、乙、丙三类共37 种传染病。加上两种新增的乙类传染病,即新型冠状病毒肺炎(2020 年新增)、人感染 H7N9 禽流感(2009 年新增)和一种新增的丙类传染病,即手足口病(2008 年新增),至目前为止,我国法定传染病共有 40 种。

（1）甲类　鼠疫、霍乱,共 2 种。

（2）乙类　新型冠状病毒肺炎、传染性非典型肺炎、人感染 H7N9 禽流感、艾滋病、病毒性肝炎、脊髓灰质炎、人感染高致病性禽流感、麻疹、流行性出血热、狂犬病、流行性乙型脑炎、登革热、炭疽、细菌性和阿米巴性痢疾、肺结核、伤寒和副伤寒、流行性脑脊髓膜炎、百日咳、白喉、新生儿破伤风、猩红热、布鲁氏菌病、淋病、梅毒、钩端螺旋体病、血吸虫病、疟疾,共 27 种。

（3）丙类　流行性感冒、流行性腮腺炎、风疹、急性出血性结膜炎、麻风病、流行性和地方性斑疹伤寒、黑热病、包虫病、丝虫病、感染性腹泻(除霍乱、细菌性和阿米巴性痢疾、伤寒和副伤寒以外的)、手足口病,共 11 种。

2. 突发传染病疫情报告　在发生某种传染病就诊人数突然增多,有可能暴发、流行时,发现历史上未曾出现过或本地罕见的传染病时,急性传染病病例死亡时,数天内就诊多例同一症状不明原因的急性疾病时,应以最快的通信方式向当地卫生行政部门和疾病预防控制中心报告。

3. 报告时限　根据我国《传染病信息报告管理规范》,责任报告单位和责任疫情报告人发现甲类传染病和乙类传染病中的肺炭疽、传染性非典型肺炎等按照甲类管理的传染患者或疑似患者时,或发现其他传染病和不明原因疾病暴发时,应于 2 小时内将传染病报告卡进行网络报告。

对其他乙类和丙类传染病患者、疑似患者和规定报告的传染病病原携带者,在诊断后应于 24 小时内进行网络报告。

不具备网络直报条件的医疗机构应及时向属地乡镇卫生院、城市社区卫生服务中心或县级疾病预防控制机构报告,并于 24 小时内寄送出传染病报告卡至代报单位。

4. 报告方式　疫情报告实行属地化管理。医院内诊断的传染病病例由首诊医生填写"中华人民共和国传染病报告卡",并由医院疫情报告管理人员通过国家疾病报告信息系统/中国疾病预防控制信息系统中的传染病报告信息管理系统及时进行网络直报。

三、社区灾害性事件的救护

（一）概念

1. 灾害　不同学者对灾害的观点有所差异,但一般认为有两个共性,两者缺一不可:灾害具有突发性和破坏性;其规模和强度超出灾害社区的自救能力或承受能力。

2. 自然灾害　给人类生存带来危害或损害人类赖以生存的生活环境的自然现象或变化。

3. 突发公共卫生事件　突然发生的、造成或者可能造成社会公众健康严重损害的传染病疫情和不明原因的群体性疾病,还有重大食物中毒和职业中毒,以及其他危害公共健康的突发公共事件。

4. 社区灾害　在社区发生的,所有危及人们生命安全或导致人员伤亡的突发灾难性事件,是一种超出受影响社区现有资源承受能力的对人类生态环境的破坏,主要是由各种自然灾害或人为因素造成的,通常无法预测。

5. 社区救护 对在社区内遭受各种危及生命的急危重症、意外创伤、突发公共卫生事件等社区灾害性事件的救护,包括院前急救、对急诊患者出诊并进行初步处理和组织转运、救护、管理以及预防。

(二) 社区灾害的分类

最常见的分类方法是按照灾害发生的原因进行分类,主要包括自然灾害与人为灾害两大类。其中:自然灾害包括天文灾害、气象灾害、水文灾害等;人为灾害包括交通事故、火灾、爆炸、工伤事故、卫生事件、战争及恐怖行为等。

(三) 社区灾害的分级

1. 自然灾害的分级 根据国务院的分类标准和自然灾害的性质、严重程度等,将其分为四级:Ⅰ级(特别重大灾害)、Ⅱ级(重大灾害)、Ⅲ级(较大灾害)、Ⅳ级(一般灾害)。

2. 突发公共卫生事件的分级 根据突发公共卫生事件的性质、危害程度、涉及范围,将其分为四级:特别重大、重大、较大、一般。以下界定以肺鼠疫、肺炭疽或腺鼠疫疫情为例进行说明。

(1) Ⅰ级(特别重大) 肺鼠疫、肺炭疽发生在大、中城市并有扩散趋势,或疫情波及2个以上省份,并有进一步扩散趋势。

(2) Ⅱ级(重大) 肺鼠疫、肺炭疽发生在1个县(市)行政区域内,一个平均潜伏期(6天)内发生5例以上病例,或相关联的疫情波及2个以上的县(市)。

(3) Ⅲ级(较大) 肺鼠疫、肺炭疽发生在1个县(市)行政区域内,一个平均潜伏期内病例数未超过5例。

(4) Ⅳ级(一般) 腺鼠疫发生在1个县(市)行政区域内,一个平均潜伏期内病例数未超过10例。

(四) 社区救护的原则与程序

在社区护理工作中,社区护士应掌握基本的应对处理技能,如对急危状况的判断能力和急救技术等,以应对社区内的意外伤害,突发公共卫生事件以及社区灾难性事件等;同时,社区护士应有目的、有计划地向社区人群普及基本急救知识和应急救护技术,使群众掌握基本急救护理技能,以便及时有效地开展救护。

1. 自然灾害的救护应对原则 以国家立法为保障,及时实施灾害救援;建立健全自然灾害救助应急预备体系;以人为本;积极预防,预防与救援相符结合;科学应对,减少危害。

2. 应急程序 包括应急救援呼叫、接受与应答;灾情的报告与核查;灾情核定。

3. 应急响应 灾害救助工作以地方政府为主,可启动相关层级和相关部门应急预案,做好灾民紧急转移安置和生活安排工作,做好抗灾救灾工作,做好灾害监测、灾情调查、评估报告工作,最大程度地减少人民群众生命和财产损失。

(1) 响应等级 根据突发性自然灾害的危害程度等因素,国家设定四个响应等级。Ⅰ级响应对应特别重大自然灾害;Ⅱ级响应对应重大自然灾害;Ⅲ级响应对应较大自然灾害;Ⅳ级响应对应一般自然灾害。

(2) 响应决策层级 Ⅰ级响应由国务院决定;Ⅱ级响应由减灾委副主任决定;Ⅲ级响应由减灾委秘书长决定;Ⅳ级响应在街道灾情报告后第一时间由减灾委办公室决定。

(3) 响应措施 民政部成立救灾应对指挥部,实行联合办公,组成紧急救援组、灾害信息组、救灾援助组、宣传报道组和后勤保障组等。按照不同的响应级别由减灾委组织协调救灾工作。对灾民及相关人员提供社会心理及精神卫生支持,包括个体心理支持和群体心理支持两个方面。

(4) 信息发布 信息发布坚持事实就是、及时准确、信息共享的原则。要在第一时间向社会发布简要信息,并根据灾情发展情况做好后续信息发布工作。信息发布的内容主要包括受灾的基本情况、抗灾救灾的动态及成效、下一步安排、需要说明的问题等。

(五)突发公共卫生事件的救护

突发公共卫生事件会造成社会公众健康严重损害,为保障公众身体健康与生命安全,维护正常的社会秩序,对突发公共卫生事件进行有效预防、及时控制和消除尤为重要。

1. 预防与应急准备

(1)建立应急预案　制定突发公共卫生事件应急处理办法、相应的政策和法律,使突发公共卫生事件应急处理机制得到进一步完善。

(2)监测与预警　政府相关部门进行突发事件的日常监测,建立完备的预警系统,集监测、预报、警报于一体,要求监测全面、预报准确、警报及时。

(3)建设急救医疗服务网络　政府应保证应急设施、设备、救治药品和医疗器械等物质储备,确保医疗人员随时就位,将急救医疗服务网络融入突发公共卫生事件的应对系统中。

(4)报告与信息发布　如发现传染病暴发流行、不明原因的群体性疾病、重大食物和职业中毒事件、传染病菌种及毒种丢失的,各级医疗卫生机构应当在 2 小时内向所在地卫生行政主管部门报告,并及时逐级向上汇报。

2. 应急处理

(1)事件评估　政府部门应当组织专家对突发事件进行评估,判断突发事件的类型,提出是否启动突发事件应急预案的建议。

(2)启动应急预案　事件发生后,应迅速上报主管部门并及时启动突发事件应急预案。

(3)预案的实施　政府统一指挥;实施隔离制度;专业技术机构提出处理方案。

(六)社区灾害救护中的护理管理

社区护士作为医疗救护人员参与突发灾害的救护,需及时评估社区灾情,以便确定灾害的性质和范围、受灾人群的基本情况、存在的安全隐患等,从而快速做好全面准备,投入社区救护工作之中。

1. 社区救护护士的基本要求

(1)具有执业护士资格并经注册;具有在医疗机构从事临床护理工作 5 年以上的工作经历。

(2)通过地(市)以上卫生行政部门规定的社区护士岗位培训。

(3)熟悉救护中的相关法律法规、伦理原则及社区健康服务机构的规章制度。

(4)具有良好的心理素质、专业技术素质和身体素质。

(5)掌握社区救护的基本流程。

(6)掌握急救的基本原理和操作技术。

(7)掌握常用药物的作用原理、应用剂量和观察要点。

(8)掌握院前急救中患者常见急症的病因、病理、症状和体征、救护要点,能熟练配合医生完成进一步的现场救治工作。

(9)掌握救护车内所有设备的使用方法,如心电图机、除颤监护仪等。

(10)在执行救护过程中,不得擅离岗位,必须服从统一指挥,随时关注患者健康问题。

2. 社区救护护士的主要工作

1)突发性灾害事件的预防

(1)熟悉社区环境以及居民的基本情况　社区护士作为最基层的医疗卫生服务人员,在灾害发生时常作为第一批救援人员与灾民共同进行自救,因此,必须熟悉所管辖的社区环境和居民基本情况,以便在灾后第一时间到达最需要的地方。

(2)进行与灾害有关的知识和技能的教育　社区护士有义务对居民进行与灾害有关的知识和技能培训,定期组织居民进行讲座或现场咨询。对可能发生的突发灾害,如地震、中毒、传染病等必须及时处理和自救的措施进行讲解,帮助居民掌握相应的技能,为在事件发生时减少人员伤亡和财产损失做好准备。

(3)排除可能发生灾害的隐患 社区护士与居民接触较密切,能及时发现引发灾害的各种隐患,如社区居民卫生习惯、社区环境变化等,防患于未然。

(4)加强沟通与联系 救灾时,居委会的组织协调能有效地帮助医务人员进行伤员救助、分类和运送。因此,社区护士应与居民委员会加强沟通与联系,共同帮助社区居民提高救灾能力。

2)突发事件发生时的救助与管理

(1)上报灾害事件 社区护士获知灾害发生的信息后,应立即向上级主管部门上报灾害相关信息,并及时启动灾害救助应急预案。

(2)预检分诊 ①原则:要求在一分钟内完成对一个患者的现场预检分诊,然后实施急救。参与救护的社区护士通过预检分诊,区分所有伤员的轻重缓急、先后救护秩序。②常用方法包括 RPM 初步预检分诊和 START 分诊急救处置。RPM 分别代表的是呼吸(respiration)、灌注量(perfusion)、精神状态(mind)。通过对这三种指标的分析,对患者进行分级;START(simple triage and rapid treatment)意思是简单分诊快速处置,即对伤病患者进行通气、循环和意识状况评估后,迅速施救。这种分类救护方法比较常用,适用于现场相对较小、短时间内有大量伤病员的救护。③心理问题的预检分诊:主要是对受灾人员和救灾人员进行精神损伤的预检分诊。被检人员常见的心理问题有五种:正常反应(不安、寒战、恶心呕吐等);外伤性抑郁(常呆坐);惊吓(丧失判断力);过度反应(到处乱窜、说不当的话等);转换反应(视力听力障碍、癔症性昏迷等)。

(3)现场救护 ①基本要求:现场救护是在特定环境中对患者完成诊断和救护,为挽救患者生命,必须快速有效,优先处理急危重症患者。②原则:包括救命、稳定病情、迅速转运三项原则。③基本救护技术:心肺脑复苏、保证气道通畅、提供有效呼吸、维持循环功能、控制出血、保护受伤的颈椎、骨折固定等救护技术。目前,常见的救护措施多按 VIGCF 救护程序进行,即保证呼吸道通畅、维持有效循环(infusion)、观察伤情变化(guardianship)、控制活动性出血(control bleeding)和密切配合医师进行诊断性操作(follow)。

(4)转诊 危重救护人员要向相关医院通知患者转运情况。在转运过程中,护士应主要承担伤员的病情观察、安全保障、生命体征的测量,必要时建立双静脉通路,以及转运过程中的预检分诊等工作。根据对伤病员初步的预检分诊结果,评估、决定其转运的优先顺序、接受伤病员医院的类型及转运车辆的种类。

3)灾害重建期居民的健康管理 在灾害发生后,许多人会经历亲人的伤亡、身体的伤害,出现不同程度的情绪反应和身体症状,情绪反应如害怕、无助感、悲伤、愤怒、罪恶感等,躯体症状如疲倦、失眠、心神不宁、记忆力减退、注意力不集中、呼吸困难、恶心、呕吐、腹泻、肌肉疼痛等。此外,救护人员因为经历了灾害现场的严峻环境,加上超负荷的工作,也会产生与受灾者相似的健康问题,特别是出现恐惧、焦虑、自责、不信任感等心理行为反应,成为"第二受害者"。因此,灾民与救灾人员的心理问题都要给予关注。

(1)为受灾者提供长期护理 护士需持续关注人群的健康问题,可提供医疗护理上门服务和家庭访视等。

(2)公共卫生管理 对重大突发卫生事件,在救治伤员的同时,需要做好公共卫生管理工作,常规工作包括:保证供水安全;检查食品卫生状况;提供基本卫生设备;设立临时垃圾处理现场。如出现重大疫情,需隔离传染源,切断传播途径,保护易感者和高危者。

(3)预防接种 对灾民及可能感染的居民进行疫苗接种,如追加接种麻疹疫苗、流感疫苗、乙肝疫苗、甲肝疫苗等,减少次生灾害的发生。

(4)促进沟通协调 在整个救灾过程中做好各方面的沟通协调。如国内外同时出现重大疾病暴发时,及时取得世界卫生组织的合作,协调各国之间的预防与控制工作,有利于吸收他国经验,提高工作效率。

（5）心理支持　对灾民及相关人员提供社会-心理卫生支持,包括个体心理支持和群体心理支持两个方面。个体心理支持以缓解灾民紧张情绪、专家治疗为主;群体心理支持可通过促进表达、解释、持续关注等方式进行。在心理支持中应真诚对待服务对象,建立信赖与支持。避免使用猜测语气的提问,多采用开放式提问,不要增强对方的紧迫感等。同时,在救灾后 2 周左右,应对救护人员进行心理护理,提供一个可以相互推心置腹地谈论灾害经历或宣泄情绪的场所,进行交流,解除压力,调节情绪,促进恢复。

要点小结

社区灾害主要包括自然灾害与人为灾害。在社区护理工作中,社区护士应掌握基本的应对处理技能,如急救技术、对急危状况的判断能力等,以应对社区内的意外伤害、突发公共卫生事件及社区灾难性事件等;同时,社区护士应有目的、有计划地向社区人群普及基本急救知识和应急救护技术,使群众有基本急救护理技能,以便及时有效地开展救护。

参考文献

［1］ 涂英.社区护理学［M］.北京:人民卫生出版社,2013.
［2］ 王永军,杨芳萍.社区护理［M］.北京:科学出版社,2013.
［3］ 李春玉,姜丽萍.社区护理学［M］.4 版.北京:人民卫生出版社,2017.
［4］ 赵晓华.社区护理［M］.北京:高等教育出版社,2013.

（王海芳）

能力测试
5-2

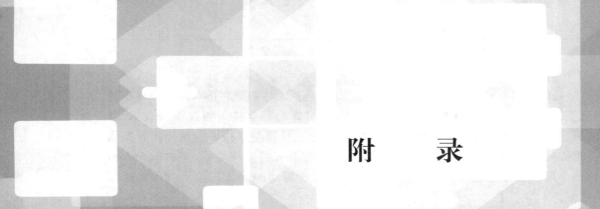

附　　录

附录 2-2-1　确定建档对象流程图

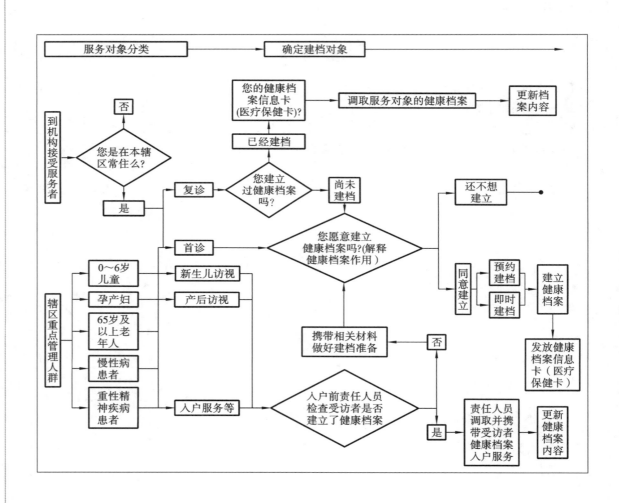

附录 2-2-2　居民健康档案管理流程图

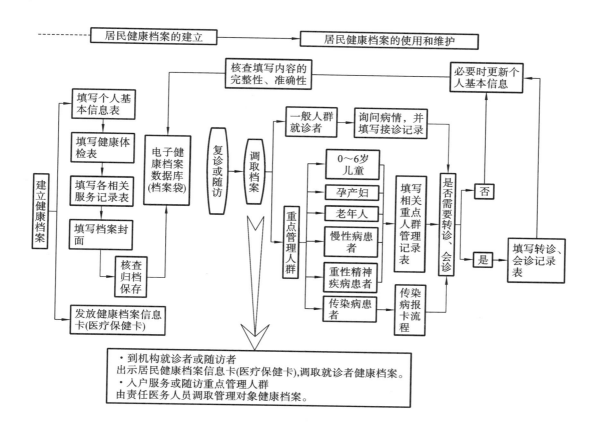

附录 2-2-3　居民个人健康档案

编号□□□□□□-□□□-□□□-□□□□□

居民个人健康档案

姓名：

现住址：

户籍地址：

联系电话：

乡镇(街道)名称：

村(居)委会名称：

建档单位：

建档人：

责任医生：

建档日期：　　年　　月　　日

<h2 style="text-align:center">个人基本信息表</h2>

姓名：_____

编号 □□□-□□□□□

性别	性别 1男□ 2女□		出生日期	□□□□ □□ □□
身份证号		工作单位		
本人电话		联系人姓名	联系电话	
常住类型	1户籍□ 2非户籍□	民族	1汉族 2少数民族_____ □	
血型	1 A 型 2 B 型 3 O 型 4 AB 型 5不详/RH 阴性:1 否 2 是 3 不详 □/□			
文化程度	1文盲及半文盲 2小学 3初中 4高中/技校/中专 5大学专科及以上 6不详 □			
职业	1国家机关、党群组织、企业、事业单位负责人 2专业技术人员 3办事人员和有关人员 4商业、服务业人员 5农、林、牧、渔、水利业生产人员 6生产、运输设备操作人员及有关人员 7军人 8不便分类的其他从业人员 □			
婚姻状况	1未婚 2已婚 3丧偶 4离婚 5未说明的婚姻状况 □			
医疗费用支付方式	1城镇职工基本医疗保险 2城镇居民基本医疗保险 3新型农村合作医疗 4贫困救助 5商业医疗保险 6全公费 7全自费 8其他_____ □/□/□			
药物过敏史	1无 有:2青霉素 3磺胺 4链霉素 5其他_____ □/□/□/□			
暴露史	1无 有:2化学品 3毒物 4射线 □/□/□			

既往史	疾病	1无 2高血压 3糖尿病 4冠心病 5慢性阻塞性肺疾病 6恶性肿瘤_____ 7脑卒中 8重性精神疾病 9结核病 10肝炎 11其他法定传染病 12其他_____ □确诊时间 年 月/□ 确诊时间 年 月/□ 确诊时间 年 月 □确诊时间 年 月/□ 确诊时间 年 月/□ 确诊时间 年 月
	手术	1无 2有:名称1 时间 /名称2 时间 □
	外伤	1无 2有:名称1 时间 /名称2 时间 □
	输血	1无 2有:原因1 时间 /原因2 时间 □

家族史	父亲	□/□/□/□/□/□_____	母亲	□/□/□/□/□/□_____
	兄弟姐妹	□/□/□/□/□/□_____	子女	□/□/□/□/□/□_____
	1无 2高血压 3糖尿病 4冠心病 5慢性阻塞性肺疾病 6恶性肿瘤 7脑卒中 8重性精神疾病 9结核病 10肝炎 11先天畸形 12其他 □			

遗传病史	1无 2有:疾病名称_____ □		
残疾情况	1无残疾 2视力残疾 3听力残疾 4言语残疾 5肢体残疾 6智力残疾 7精神残疾 8其他残疾_____ □/□/□/□/□/□		

生活环境	厨房排风设施	1无 2油烟机 3换气扇 4烟囱 □
	燃料类型	1液化气 2煤 3天然气 4沼气 5柴火 6其他 □
	饮水	1自来水 2经净化过滤的水 3井水 4河湖水 5塘水 6其他 □
	厕所	1卫生厕所 2一格或二格粪池式厕所 3马桶 4露天粪坑 5简易棚厕 □
	禽畜栏	1单设 2室内 3室外 □

健康体检表

姓名： 编号□□-□□□□□

体检日期	年　月　日	责任医生	
内容		检查项目	

症状	1 无症状　2 头痛　3 头晕　4 心悸　5 胸闷　6 胸痛　7 慢性咳嗽　8 咳痰　9 呼吸困难　10 多饮 11 多尿　12 体重下降　13 乏力　14 关节肿痛　15 视物模糊　16 手脚麻木　17 尿急　18 尿痛 19 便秘　20 腹泻　21 恶心呕吐　22 眼花　23 耳鸣　24 乳房胀痛　25 其他_____ 　　　　　　　　　　　　　　　　□/□/□/□/□/□/□/□/□/□

	体温		℃	脉率		次/分
	呼吸频率		次/分	血压	左侧	/ mmHg
					右侧	/ mmHg
	身高		cm	体重		kg
一般 状况	腰围		cm	体质指数		
	臀围		cm	腰臀围比值		
	老年人 认知功能*	1 粗筛阴性 2 粗筛阳性,简易智力状态检查,总分_____				□
	老年人 情感状态*	1 粗筛阴性 2 粗筛阳性,老年人抑郁评分检查,总分_____				□

	体育锻炼	锻炼频率	1 每天　2 每周一次以上　3 偶尔　4 不锻炼		□
		每次锻炼时间	分钟	坚持锻炼时间	年
		锻炼方式			
	饮食习惯	1 荤素均衡　2 荤食为主　3 素食为主　4 嗜盐　5 嗜油　6 嗜糖			□/□/□
	吸烟情况	吸烟状况	1 从不吸烟　2 已戒烟　3 吸烟		□
		日吸烟量	平均　　支		
		开始吸烟年龄	岁	戒烟年龄	岁
生活 方式	饮酒情况	饮酒频率	1 从不　2 偶尔　3 经常　4 每天		□
		日饮酒量	平均　　两		
		是否戒酒	1 未戒酒　2 已戒酒,戒酒年龄:_____岁		□
		开始饮酒年龄	岁	近一年内是否曾醉酒　1 是　2 否	□
		饮酒种类	1 白酒　2 啤酒　3 红酒　4 黄酒　5 其他_____		□/□
	职业暴露 情况	1 无　2 有(具体职业_____从业时间____年)			□
		毒物种类　化学品_____	防护措施　1 无　2 有_____		□
		毒　物_____	防护措施　1 无　2 有_____		□
		射　线_____	防护措施　1 无　2 有_____		□
脏器 功能	口腔	口唇　1 红润　2 苍白　3 发干　4 皲裂　5 疱疹			□
		齿列　1 正常　2 缺齿＋　3 龋齿＋　4 义齿(假牙)＋			□
		咽部　1 无充血　2 充血　3 淋巴滤泡增生			□
	视力	左眼_____　右眼_____　(矫正视力:左眼_____　右眼_____)			
	听力	1 听见　2 听不清或无法听见			□
	运动功能	1 可顺利完成　2 无法独立完成其中任何一个动作			□

查体	皮肤	1 正常　2 潮红　3 苍白　4 发绀　5 黄染　6 色素沉着　7 其他_____	☐
	巩膜	1 正常　2 黄染　3 充血　4 其他_____	☐
	淋巴结	1 未触及　2 锁骨上　3 腋窝　4 其他_____	☐
	肺	桶状胸:1 否　2 是	☐
		呼吸音:1 正常　2 异常_____	☐
		啰音:1 无　2 干啰音　3 湿啰音　4 其他_____	☐
	心脏	心率_____次/分　心律:1 齐　2 不齐　3 绝对不齐	☐
		杂音:1 无　2 有_____	☐
	腹部	压痛:1 无　2 有_____	☐
		包块:1 无　2 有_____	☐
		肝大:1 无　2 有_____	☐
		脾大:1 无　2 有_____	☐
		移动性浊音:1 无　2 有_____	☐
	下肢水肿	1 无　2 单侧　3 双侧不对称　4 双侧对称	☐
	足背动脉搏动	1 未触及　2 触及双侧对称　3 触及左侧弱或消失　4 触及右侧弱或消失	☐
	肛门指诊*	1 未及异常　2 触痛　3 包块　4 前列腺异常　5 其他_____	☐
	乳腺*	1 未见异常　2 乳房切除　3 异常泌乳　4 乳腺包块　5 其他_____	☐/☐/☐/☐
	妇科 外阴*	1 未见异常　2 异常_____	☐
	阴道*	1 未见异常　2 异常_____	☐
	宫颈*	1 未见异常　2 异常_____	☐
	宫体*	1 未见异常　2 异常_____	☐
	附件*	1 未见异常　2 异常_____	☐
	其他*		
辅助检查	空腹血糖*	_____mmol/L 或_____mg/dL	
	血常规*	血红蛋白_____g/L　白细胞_____/L　血小板_____/L 其他_____	
	尿常规*	尿蛋白_____尿糖_____尿酮体_____尿潜血_____ 其他_____	
	尿微量白蛋白*	_____mg/dL	
	大便潜血*	1 阴性　2 阳性	☐
	肝功能*	血清谷丙转氨酶_____U/L　血清谷草转氨酶_____U/L 白蛋白_____g/L　总胆红素_____μmol/L　结合胆红素_____μmol/L	
	肾功能*	血清肌酐_____μmol/L　血尿素氮_____mmol/L 血钾浓度_____mmol/L　血钠浓度_____mmol/L	
	血脂*	总胆固醇_____mmol/L　甘油三酯_____mmol/L 血清低密度脂蛋白胆固醇_____mmol/L 血清高密度脂蛋白胆固醇_____mmol/L	

续表

辅助检查	糖化血红蛋白*	_____%	
	乙型肝炎表面抗原*	1 阴性　2 阳性	☐
	眼底*	1 正常　2 异常_____	☐
	心电图*	1 正常　2 异常_____	☐
	胸部X线片*	1 正常　2 异常_____	☐
	B超*	1 正常　2 异常_____	☐
	宫颈涂片*	1 正常　2 异常_____	☐
	其他*		
中医体质辨识*	平和质	1 是　2 基本是	☐
	气虚质	1 是　2 倾向是	☐
	阳虚质	1 是　2 倾向是	☐
	阴虚质	1 是　2 倾向是	☐
	痰湿质	1 是　2 倾向是	☐
	湿热质	1 是　2 倾向是	☐
	血瘀质	1 是　2 倾向是	☐
	气郁质	1 是　2 倾向是	☐
	特秉质	1 是　2 倾向是	☐
现存主要健康问题	脑血管疾病	1 未发现　2 缺血性卒中　3 脑出血　4 蛛网膜下腔出血　5 短暂性脑缺血发作 6 其他_____	☐/☐/☐/☐
	肾脏疾病	1 未发现　2 糖尿病肾病　3 肾功能衰竭　4 急性肾炎　5 慢性肾炎 6 其他_____	☐/☐/☐/☐
	心脏疾病	1 未发现　2 心肌梗死　3 心绞痛　4 冠状动脉血运重建　5 充血性心力衰竭 6 心前区疼痛　7 其他_____	☐/☐/☐/☐
	血管疾病	1 未发现　2 夹层动脉瘤　3 动脉闭塞性疾病　4 其他_____	☐/☐/☐
	眼部疾病	1 未发现　2 视网膜出血或渗出　3 视乳头水肿　4 白内障 5 其他_____	☐/☐/☐
	神经系统疾病	1 未发现　2 有_____	☐
	其他系统疾病	1 未发现　2 有_____	☐

住院治疗情况	住院史	入/出院日期	原　因	医疗机构名称	病案号
		/			
		/			
	家庭病床史	建/撤床日期	原　因	医疗机构名称	病案号
		/			
		/			

续表

	药物名称	用法	用量	用药时间	服药依从性 1 规律　2 间断　3 不服药
主要 用药 情况	1				
	2				
	3				
	4				
	5				
	6				

	名称	接种日期	接种机构
非免 疫规 划预 防接 种史	1		
	2		
	3		

健康 评价	1 体检无异常 2 有异常 异常 1 _____ 异常 2 _____ 异常 3 _____ 异常 4 _____	□

健康 指导	1 定期随访 2 纳入慢性病患者健康管理 3 建议复查 4 建议转诊 　　　　　　　□/□/□/□	危险因素控制：　　　　□/□/□/□/□/□ 1 戒烟　2 健康饮酒　3 饮食　4 锻炼 5 减体重（目标_____） 6 建议疫苗接种_____ 7 其他_____

附录 2-2-4　居民健康档案信息卡

姓名		性别		出生日期		年　　月　　日
健康档案编号						□□-□□□□□
ABO 血型		□A　□B　□O　□AB		RH 血型		□Rh 阴性　□Rh 阳性　□不详

慢性病患病情况：

□无　□高血压　□糖尿病　□脑卒中　□冠心病　□哮喘

□职业病　□其他疾病

过敏史：

（正面）

（反面）

家庭住址		家庭电话	
紧急情况联系人		联系人电话	
建档机构名称		联系电话	
责任医生或护士		联系电话	

其他说明：

填表说明

1. 居民健康档案信息卡为正反两面，根据居民信息如实填写，应与健康档案对应项目的填写内容一致。

2. 过敏史：过敏主要指青霉素、磺胺、链霉素过敏，如有其他药物或食物等其他物质（如花粉、酒精、油漆等）过敏，请写明过敏物质名称。

附录 2-2-5　居民家庭健康档案

家庭健康档案号

家庭健康档案

户主姓名：_____

社　　区：

建档日期：

服务团队：

家庭医生：

社区护士：

联系电话：

家庭住址：　　街道　　社区　　路
　　　　　　　号（小区）　栋　　单元　　室

主要家庭健康问题

序号	问题名称	发生日期	记录日期	接诊医生	备注

家庭基本情况

一、家庭位置　离医疗站 _____ m,离公路 _____ m,离商店 _____ m,离学校 _____ m,离派出所 _____ m。治安:好,不好。

二、居住环境　湿度:潮湿、一般、干燥。通风:好、中、差。采光:好、中、差。
保暖:好、中、差。卫生:好、中、差。

三、居住面积　楼房第 _____ 层,平房 _____。新房、旧房、危房。住房总面积 _____ m、人均 _____ m²、
个人隐私空间 _____ m²、庭院 _____ m²。卫生:好、中、差。

四、厨房及卫生设施　厨房:独用、混用。排烟:好、中、差。卫生:好、中、差。
用水:户内自来水、户外自来水、手压井、井水、河水、其他。
水质:安全、一般、污染、严重污染。生熟:分开、不分。
用火:管道煤气、液化气、煤炉、柴炉、其他。
厕所:户外公用,户内封闭坑式、坐式,户内开放蹲式、木桶、其他。

五、家用设施　电灯、电话、电视机、电冰箱、洗衣机、收录机、收音机、录像机、空调、电风扇、淋浴、计算机、
其他 _____。

六、家庭经济(从前 3 年开始)

时间							
总收入							
人均							
总开支							
结存							

七、家庭生活周期

阶段	新婚	第一个孩子出生	有学龄儿童	有青少年	孩子离家	空巢期	退休	丧偶
时间								
问题								

八、家谱图

第一代

第二代

第三代

(家庭内部结构)

九、家庭成员基本情况一览表

序号	姓名	性别	身份证号/健康档案号	与户主关系	主要健康问题	建档机构

家庭功能评估

一、家庭圈（关键家庭成员画）：

F–父亲
M–母亲
S–兄弟姐妹
P–本人

二、ECO-MAP 图（家庭决策者画）：

社会
1.扩展家庭
2.社区领导

文化

家庭

宗教首领

医疗
1.社区护士
2.家庭医生

经济

教育

----- 弱
—— 强
══ 极强

三、家庭功能评估 APGAR 量表

评估内容	经常	有时	很少
1. 当我遇到问题时,可以从家人那里得到满意的帮助。 适应度:家庭遭遇危机时,利用家庭内、外资源解决问题的能力。 补充说明:	☐	☐	☐
2. 我很满意家人与我商谈各种事情以及分担问题的方式。 合作度:家庭成员分担责任和共同做出决定的程度。 补充说明:	☐	☐	☐
3. 当我希望从事新的活动或发展时,家人都接受且给予支持。 成熟度:家庭成员通过互相支持达到的身心成熟和自我实现的程度。 补充说明:	☐	☐	☐
4. 我很满意家人对我表达情感的方式以及对我情绪(如愤怒、悲伤、爱)的反应。 情感度:家庭成员相互关爱的程度。 补充说明:	☐	☐	☐
5. 我很满意家人与我共度时光的方式。 亲密度:家庭成员间共享金钱、时间和空间的程度。 补充说明:	☐	☐	☐

评估时间：　　　　姓名(受试者)：　　　　角色(受试者)：　　　　成绩：

家庭功能:良好(7~10)　中度障碍(4~6)　重度障碍(0~3)

家庭圈示例：

患者是一位31岁的单身男子，父亲主导全家，患者较自卑，极少请求家庭帮助

患者是一位22岁的男青年，全家人关系亲密

F–父亲
M–母亲
S–姐妹
P–患者

家庭外资源的评估示例：

社会
1.扩展家庭
2.社区领导

文化

----- 弱
—— 强
══ 极强

家庭

宗教
宗教首领

医疗
1.护士
2.家庭医生

教育

经济

附录 3-1-1　产前检查服务流程

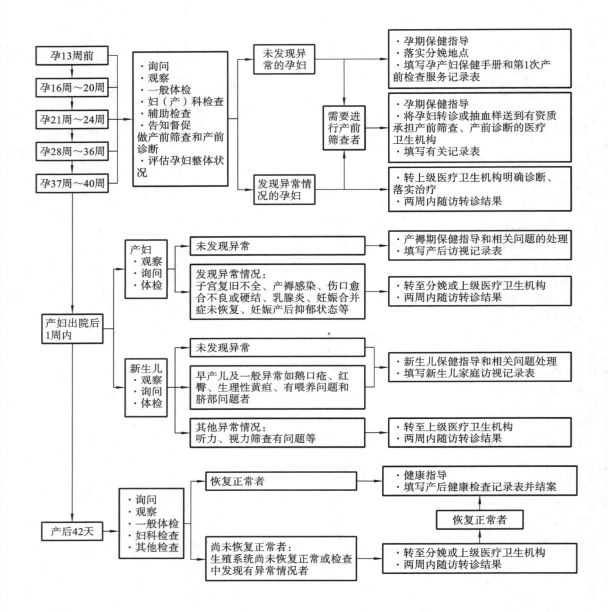

附录 3-1-2　第 1 次产前检查服务记录表

第 1 次产前检查服务记录表

姓名：　　　　　　　　　　　　　　　　　　　　　　　　　编号□□□—□□□□□

填表日期		年　　月　　日	孕周		周
孕妇年龄					
丈夫姓名		丈夫年龄		丈夫电话	
孕次		产次		阴道分娩次剖宫产次	
末次月经	年月日或不详	预产期		年月日	
既往史	1 无　2 心脏病　3 肾脏疾病　4 肝脏疾病　5 高血压　6 贫血　7 糖尿病　8 其他　　　　　　□/□/□/□/□/□				
家族史	1 无　2 遗传性疾病史　3 精神疾病史　4 其他　　　　　　□/□/□				
个人史	1 无特殊　2 吸烟　3 饮酒　4 服用药物　5 接触有毒有害物质　6 接触放射线　7 其他　　　　　　□/□/□				
妇产科手术史	1 无　2 有　　　　　　　□				
孕产史	1 自然流产　2 人工流产　3 死胎　4 死产　5 新生儿死亡　6 出生缺陷儿				
身高		cm	体重		kg
体质指数（BMI）		kg/m²	血压	/	mmHg
听诊	心脏：1 未见异常　2 异常　　□		肺部：1 未见异常　2 异常　　□		
妇科检查	外阴：1 未见异常　2 异常　　□		阴道：1 未见异常　2 异常　　□		
	宫颈：1 未见异常　2 异常　　□		子宫：1 未见异常　2 异常　　□		
	附件：1 未见异常　2 异常　　□				
辅助检查	血常规	血红蛋白 g/L　白细胞计数/L　血小板计数/L　其他			
	尿常规	尿蛋白　尿糖　尿酮体　尿潜血　其他			
	血型	ABO			
		Rh *			
	血糖 *			mmol/L	
	肝功能	血清谷丙转氨酶　U/L　血清谷草转氨酶　U/L 白蛋白　g/L　总胆红素　μmol/L　结合胆红素　μmol/L			
	肾功能	血清肌酐　μmol/L　血尿素　mmol/L			
	阴道分泌物 *	1 未见异常　2 滴虫　3 假丝酵母菌　4 其他　　□/□/□			
		阴道清洁度：1 Ⅰ度　2 Ⅱ度　3 Ⅲ度　4 Ⅳ度　　□			
	乙型肝炎	乙型肝炎表面抗原　乙型肝炎表面抗体 *　乙型肝炎 e 抗原 * 乙型肝炎 e 抗体 *　乙型肝炎核心抗体 *			
	梅毒血清学试验 *	1 阴性　2 阳性□			
	HIV 抗体检测 *	1 阴性　2 阳性□			
	B 超 *				
	其他 *				

续表

总体评估	1 未见异常　2 异常□
保健指导	1 生活方式　2 心理　3 营养　4 避免致畸因素和疾病对胚胎的不良影响 5 产前筛查宣传告知　6 其他□/□/□/□/□

转诊　1 无　2 有□
原因:机构及科室:

下次随访日期	年　　月　　日	随访医生签名	

填表说明:

1. 本表由医生在第一次接诊孕妇(尽量在孕 13 周前)时填写。若未建立居民健康档案,需同时建立。随访时填写各项目对应情况的数字。

2. 孕周:填写此表时孕妇的怀孕周数。

3. 孕次:怀孕的次数,包括本次妊娠。

4. 产次:指此次怀孕前,孕期超过 28 周的分娩次数。

5. 末次月经:此怀孕前最后一次月经的第一天。

6. 预产期:可按照末次月经推算,为末次月经日期的月份加 9 或减 3,为预产期月份数;天数加 7,为预产期日。

7. 既往史:孕妇曾经患过的疾病,可以多选。

8. 家族史:填写孕妇父亲、母亲、丈夫、兄弟姐妹或其他子女中是否曾患遗传性疾病或精神疾病,若有,请具体说明。

9. 个人史:可以多选。

10. 妇产科手术史:孕妇曾经接受过的妇科手术和剖宫产手术。

11. 孕产史:根据具体情况填写,若有,填写次数,若无,填写"0"。

12. 体质指数(BMI)＝体重(kg)/身高的平方(m^2)。

13. 体格检查、妇科检查及辅助检查:进行相应检查,并填写检查结果。标有＊的项目尚未纳入国家基本公共卫生服务项目,其中梅毒血清学试验、HIV 抗体检测检查为重大公共卫生服务免费测查项目。

14. 总体评估:根据孕妇总体情况进行评估,若发现异常,具体描述异常情况。

15. 保健指导:填写相应的保健指导内容,可以多选。

16. 转诊:若有需转诊的情况,具体填写。

17. 下次随访日期:根据孕妇情况确定下次随访日期,并告知孕妇。

18. 随访医生签名:随访完毕,核查无误后随访医生签署其姓名。

附录 3-1-3　第 2～5 次产前随访服务记录表

第 2～5 次产前随访服务记录表

姓名：　　　　　　　　　　　　　　　　　　　　　　　　　　　　　　　　　　编号 □□□—□□□□□

	项目	第 2 次	第 3 次	第 4 次	第 5 次
	（随访/督促）日期				
	孕周				
	主诉				
	体重/kg				
产科检查	宫底高度/cm				
	腹围/cm				
	胎位				
	胎心率/（次/分）				
	血压/mmHg	/	/	/	/
	血红蛋白/（g/L）				
	尿蛋白				
	其他辅助检查 *				
	分类	1 未见异常□ 2 异常	1 未见异常□ 2 异常	1 未见异常□ 2 异常	1 未见异常□ 2 异常
	指导	1. 生活方式 2. 营养 3. 心理 4. 运动 5. 其他	1. 生活方式 2. 营养 3. 心理 4. 运动 5. 自我监护 6. 母乳喂养 7. 其他	1. 生活方式 2. 营养 3. 心理 4. 运动 5. 自我监测 6. 分娩准备 7. 母乳喂养 8. 其他	1. 生活方式 2. 营养 3. 心理 4. 运动 5. 自我监测 6. 分娩准备 7. 母乳喂养 8. 其他
	转诊	1 无　2 有□ 原因： 机构及科室：	1 无　2 有□ 原因： 机构及科室：	1 无　2 有□ 原因： 机构及科室：	1 无　2 有□ 原因： 机构及科室：
	下次随访日期				
	随访医生签名				

填表说明：

1. 孕周：此次随访时的妊娠周数。

2. 主诉：填写孕妇自述的主要症状和不适。

3. 体重：填写此次测量的体重。

4. 产科检查:按照要求进行产科检查,填写具体数值。

5. 血红蛋白、尿蛋白:填写血红蛋白、尿蛋白检测结果。

6. 其他辅助检查:若有,填写此处。

7. 分类:根据此次随访的情况,对孕妇进行分类,若发现异常,写明具体情况。

8. 指导:可以多选,未列出的其他指导请具体填写。

9. 转诊:若有需转诊的情况,具体填写。

10. 下次随访日期:根据孕妇情况确定下次随访日期,并告知孕妇。

11. 随访医生签名:随访完毕,核查无误后医生签名。

12. 第2～5次产前随访服务,应该在确定好的有助产技术服务资质的医疗卫生机构进行相应的检查,并填写相关结果;没有条件的基层医疗卫生机构督促孕产妇前往有资质的机构进行相关随访,注明督促日期,无需填写相关记录。

13. 若失访,在随访日期处写明失访原因;若死亡,写明死亡日期和死亡原因。

附录 3-1-4　产后访视记录表

产后访视记录表

姓名：　　　　　　　　　　　　　　　　　　　　　　　编号□□□—□□□□□

随访日期	年　　　月　　　日		
分娩日期	年　月　日	出院日期	年　　月　　日
体温/℃			
一般健康情况			
一般心理状况			
血压/mmHg			
乳房	1 未见异常　2 异常＿＿＿＿＿＿＿＿＿		□
恶露	1 未见异常　2 异常＿＿＿＿＿＿＿＿＿		□
子宫	1 未见异常　2 异常＿＿＿＿＿＿＿＿＿		□
伤口	1 未见异常　2 异常＿＿＿＿＿＿＿＿＿		□
其他			
分类	1 未见异常　2 异常＿＿＿＿＿＿＿＿＿		□
指导	1 个人卫生 2 心理 3 营养 4 母乳喂养 5 新生儿护理与喂养 6 其他□/□/□/□/□		
转诊	1 无　2 有 原因： 机构及科室：		□
下次随访日期			
随访医生签名			

填表说明：

1. 本表为产妇出院后一周内由医务人员到产妇家中进行产后检查时填写。

2. 一般健康状况：对产妇一般情况进行检查，具体描述并填写。

3. 一般心理状况：评估产妇是否有产后抑郁的症状。

4. 血压：测量产妇血压，填写具体数值。

5. 检查乳房、恶露、子宫、伤口：对产妇进行检查，若有异常，具体描述。

6. 分类：根据此次随访情况，对产妇进行分类，若为其他异常，具体写明情况。

7. 指导：可以多选，未列出的其他指导请具体填写。

8. 转诊：若有需转诊的情况，具体填写。

9. 随访医生签名：随访完毕，核查无误后随访医生签名。

附录 3-1-5　产后 42 天健康检查记录表

产后 42 天健康检查记录表

姓名：_____　　　　　　　　　　　　　　　　编号□□□—□□□□□

随访日期	年　　　月　　　日			
分娩日期	年　　月　　日	出院日期	年　　月　　日	
一般健康情况				
一般心理状况				
血压/mmHg				
乳房	1 未见异常　2 异常_____			□
恶露	1 未见异常　2 异常_____			□
子宫	1 未见异常　2 异常_____			□
伤口	1 未见异常　2 异常_____			□
其他				
分类	1 已恢复　2 未恢复_____			□
指导	1 心理保健 2 性保健与避孕 3 婴儿喂养 4 产妇营养 5 其他_____			□/□/□/□/□
处理	1 结案 2 转诊 原因：_____ 机构及科室：_____			□
随访医生签名				

填表说明：

1. 一般健康状况：对产妇一般情况进行检查，具体描述并填写。

2. 一般心理状况：评估产妇是否有产后抑郁的症状。

3. 血压：如有必要，测量产妇血压，填写具体数值。

4. 检查乳房、恶露、子宫、伤口：对产妇进行检查，若有异常，具体描述。

5. 分类：根据此次随访情况，对产妇进行分类，若为未恢复，具体写明情况。

6. 指导：可以多选，未列出的其他指导请具体填写。

7. 处理：若产妇已恢复正常，则结案。若有需转诊的情况，具体填写。

8. 随访医生签名：检查完毕，核查无误后检查医生签名。

9. 若失访，在随访日期处写明失访原因；若死亡，写明死亡日期和死亡原因。

附录 5-2-1　中华人民共和国传染病报告卡

中华人民共和国传染病报告卡

卡片编号：

报卡类别:1.初次报告　2.订正报告

姓名＊:(患儿家长姓名:)

有效证件号＊:

性别＊:男　女

出生日期＊:　　年　　月　　日(如出生日期不详,实足年龄:　　年龄单位:　　岁月天)

工作单位(学校):联系电话:

患者属于＊:本县区　本市其他县区　本省其他地市　外省　港澳台　外籍

现住址(详填)＊:　　省　　市　　县(区)　　乡(镇、街道)　　村(门牌号)

人群分类＊:

幼托儿童、散居儿童、学生(大中小学)、教师、保育员及保姆、餐饮食品业人员、商业服务人员、医务人员、工人、民工、农民、牧民、渔(船)民、干部职员、离退人员、家务及待业人员、其他(　　)、不详

病例分类＊:(1) 疑似病例、临床诊断病例、确诊病例、病原携带者

(2) 急性、慢性(乙型肝炎＊、血吸虫病＊、丙型肝炎)

发病日期＊:　　年　　月　　日

诊断日期＊:　　年　　月　　日　　时

死亡日期:　　年　　月　　日

甲类传染病＊:鼠疫、霍乱

乙类传染病＊:新型冠状病毒肺炎、传染性非典型肺炎、艾滋病、病毒性肝炎(甲型、乙型、丙型、丁型、戊型、未分型)、脊髓灰质炎、人感染高致病性禽流感、麻疹、流行性出血热、狂犬病、流行性乙型脑炎、登革热、炭疽(肺炭疽皮肤炭疽未分型)、痢疾(细菌性阿米巴性)、肺结核(涂阳仅培阳菌阴未痰检)、伤寒(伤寒、副伤寒)、流行性脑脊髓膜炎、百日咳、白喉、新生儿破伤风、猩红热、布鲁氏菌病、淋病、梅毒(Ⅰ期、Ⅱ期、Ⅲ期、胎传隐性)、钩端螺旋体病、血吸虫病、疟疾(间日疟、恶性疟、未分型)、人感染 H7N9 禽流感

丙类传染病＊:流行性感冒、流行性腮腺炎、风疹、急性出血性结膜炎、麻风病、流行性和地方性斑疹伤寒、黑热病、包虫病、丝虫病、感染性腹泻病(除霍乱、细菌性和阿米巴性痢疾、伤寒和副伤寒以外的)、手足口病

其他法定管理以及重点监测传染病：

订正病名:　　退卡原因:　　报告单位:　　联系电话:

填卡医生＊:

填卡日期＊:　　年　　月　　日

备注: